董氏奇穴肿瘤治疗秘验

王 敏 主编

辽宁科学技术出版社

·沈 阳·

本书编委会

主　　编：王　敏

执 行 主 编：吴　迪

执行副主编：吴铁成

副 主 编：王伟鉴

编　　委：（以姓氏笔画为序）

王秀龙　王家黔　王慧杰　石金芳　刘友余　李永固　李善海

杨永辉　贾　凯　崔玉美　曾倩文

主　　校：吴琳航

图书在版编目（CIP）数据

董氏奇穴肿瘤治疗秘验/王敏主编．—沈阳：

辽宁科学技术出版社，2023.2（2024.10重印）

ISBN 978-7-5591-2836-2

Ⅰ．①董⋯ Ⅱ．①王⋯ Ⅲ．①肿瘤—针灸疗法 Ⅳ．①R246.5

中国版本图书馆CIP数据核字（2022）第246952号

出版发行：辽宁科学技术出版社

　　　　　（地址：沈阳市和平区十一纬路25号　邮编：110003）

印 刷 者：辽宁新华印务有限公司

经 销 者：各地新华书店

幅面尺寸：170 mm×240 mm

印　　张：7.5

插　　页：2

字　　数：120千字

出版时间：2023年2月第1版

印刷时间：2024年10月第4次印刷

责任编辑：丁　一

封面设计：刘冰宇

责任校对：赵淑新　刘　庶

书　　号：ISBN 978-7-5591-2836-2

定　　价：48.00元

联系电话：024-23284363

邮购热线：024-23284502

Http：www.lnkj.com.cn

主编简介

效华佗之行，仿观音之道，精研医术针法，悬壶济世，乃吾平生之夙愿。

王敏，非物质文化遗产传承人，应急总医院特聘中医专家、北京扶正肿瘤医院特聘中医专家、王氏家族第六代传人，世界中医药联合会注册 A 级针灸医师；中国健康促进协会健康教育专家；"5 维全息疗法"研发人；中国养生保健专家委员会首席专家；世界中医药协会传承导师；董氏奇穴弘扬人；中华百业功勋人物；世界针灸学会联合会北京国际医药卫生研究院客座教授。祖籍河北

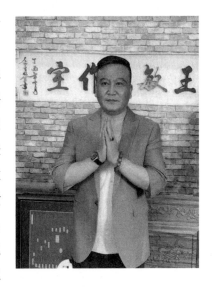

省保定市定州，1969 年出生于内蒙古赤峰市元宝山区，自幼随家族学医，从医近 30 年，先后在赤峰市医药集团医院、辽宁省朝阳市中医院骨伤科、前列腺科、针灸科工作；朝阳县中医院中医科、北京玉林中医院针灸科、北京维多利亚医院中医疑难病科、河北省定州市环城医院中医科、应急总医院中医针灸科做中医临床工作；曾多次受邀到泰国、韩国、新加坡、瑞典、俄罗斯等国家行医。

发明的"5 维全息疗法"于 2007 年 8 月被全国健康产业工作委员会、医药养生康复专业委员会认证为"继承创新优秀项目成果"，被授予"中华名医"及"中华名针"荣誉称号，并且被该委员会聘为终身客座教授。2009年，在韩国举办的国际医学博览会上，"5 维全息疗法"被评为高新医疗技术并获金奖，王敏也因此被韩国国际医学会聘为终身客座教授。2009 年 12 月19 日，入编中国国家人才网专业人才库。2010 年 1 月 16 日，被中国医疗保健国际交流促进会、中老年保健专业委员会授予"中医特技人才"荣誉称

号。2010 年 1 月，"5 维全息疗法"被中国中医药发展论坛授予"中医特色疗法"。2010 年 12 月 18 日，王敏入编《中国当代名医名院珍集》。2012 年 8 月，被中医药发展论坛授予"中医药事业发展特殊贡献奖"。2015 年 11 月被中国科技创新与战略发展研究中心授予"中华名医名针"荣誉称号并享受该中心"终身特殊贡献奖"。2018 年 7 月被世界中医药协会、国际名中医专家委员会授予"传承导师"称号。2019 年 12 月，被中国养生保健专家委员会授予"首席专家"称号。2020 年 12 月受聘于非中工作委员会"中医专家"。

现运用"综合性中医针灸疗法"治疗各类肿瘤、失眠、脑血栓后遗症、偏瘫、脑瘫、截瘫、单肢瘫、面瘫、面肌痉挛、面瘫后遗症、糖尿病、颈椎病、腰椎病、腰椎间盘脱出症、肩周炎、风湿性关节炎、各类疑难杂症及各种软组织损伤引起的痛证 10 000 余例，有效率达 90% 以上；治疗前列腺炎、前列腺增生、前列腺肥大等泌尿系统疾病 3000 余例，有效率达 90% 以上。自 2007 年起，先后研发出多项医药类专利技术《一种中药透皮液》《一种补肾安神的中药》《一种预防治疗呼吸道传染病的中药及穴位埋制线的制备方法》《一种减肥降脂降压降糖的养生茶》《一种保肝健脾调脏通络的养生药酒》《一种奇穴穴位埋线治疗糖尿病的制备方法》《一种通经络补气血解酒毒保肝养脏的药食同源酒》。同时撰写了《董氏奇穴精要整理》《董氏奇穴精要整理挂图》《便携式董氏奇穴、经穴对照挂图》《董氏奇穴与经穴对照挂图》《董氏奇穴速查手册》《中华董氏奇穴临床整理》《董氏奇穴按摩刮痧法》《中国针术—董氏奇穴秘要整理》《董氏奇穴医案整理》《董氏奇穴精要整理（第 2 版）》等专著。2021 年 12 月 16 日《运用王氏中医针灸疗法配合中药治疗肿瘤及疑难病的康复方法研究》课题，已被国家卫生健康委员会"十四五"规划为全国重点课题。2022 年 4 月"王氏中医针灸疗法"获批市级非物质文化遗产。

执行主编简介

吴迪，应急总医院副院长兼心血管内科主任，主任医师，日本北海道大学医学博士，硕士研究生导师，享受国务院政府特殊津贴。国家卫健委"中国卫生人才发展基金"资助者。中央国家机关优秀共产党员。中央保健委员会、国家卫健委"全国两会医疗保障突出贡献奖"获得者。

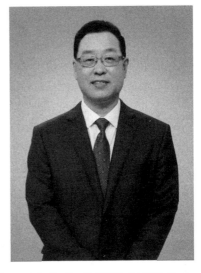

曾在美国克利夫兰心脏中心、哈佛大学医学院、新加坡南洋管理学院研修学习。

在复杂冠心病介入治疗，特别是心血管急危重症介入手术救治方面成绩显著，同时在血管内超声，心脏超声等方面亦有较深造诣。至今作为术者完成冠脉介入手术5000余例，急性心肌梗死心源性休克救治成功率达99%，2015年荣获中华医学会心血管病分会"急性冠脉综合征医疗质量铜奖"。

现兼任中国医促会老年心血管病学会常委，中华医学会运动康复学会常委，中国微循环学会委员，国家应急管理部医疗技术高级职称评委，海峡两岸心血管病学会委员，中国造影与超声学会委员，航天医科心脏联盟顾问，北京心脏学会理事，北京心血管病学会委员，中国医师协会北京心血管内科学会委员，北京市科委专家库成员，北京市医学科技新星评审组专家，北京市医疗事故鉴定委员会专家，北京市三级医院急救网络专家组成员。《中国心血管病研究杂志》《中国循证心血管医学杂志》《中国医药科学》编委。

至今发表学术论著50余篇，出版著作5部。作为课题负责人承担国家科技部重大攻关课题一项，作为分中心负责人承担国家"十二五"科技支撑项目一项，国家"十三五"专项课题一项。作为第一负责人获省部级科技进步二等奖一项，三等奖两项，荣获国家专利一项。

执行副主编简介

吴铁成，肿瘤学博士，肿瘤外科主任医师，教授，江苏南京市人。1994年毕业于北京协和医学院八年制医学系。2010年获得主任医师资格。原中国医学科学院肿瘤医院腹部外科、乳腺外科工作。2007年起开始进行IOERT（术中电子线放疗）的研究。2008年在美国Ohio州立大学、North Carolina大学医院进修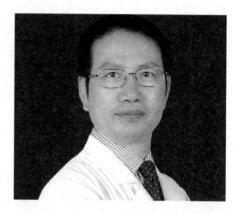
IOERT。2010年参加援藏工作，任西藏自治区人民医院肿瘤科副主任。2010年起在肿瘤医院分院桓兴医院工作，任外科主任。2015—2017年任北大方正集团高级技术专家、北大医疗集团特聘专家，北大医疗鲁中医院肿瘤诊疗中心主任、主任医师、教授。2017—2019年，河北磁县肿瘤医院特聘副院长。2018年起任中国科学院中关村医院肿瘤科主任。

在肿瘤治疗相关诸如肿瘤外科、肿瘤内科、术中放疗领域积累了丰富的经验。擅长梗阻性黄疸、中晚期胰腺癌、胃癌、结直肠癌、体表肿瘤的诊断和治疗。精通节拍化疗、肿瘤营养支持、血栓预防、骨髓支持、骨代谢支持、肿瘤镇痛、恶性胸腹水等肿瘤治疗的前沿技术。主张在获得病理诊断的基础上，帮助患者制定经济的、合理的、有效的治疗计划。有手术治疗转移性胰腺癌术后生存7年、肾移植肺癌患者化疗完全缓解、双下肢静脉血栓肺栓塞肺癌患者靶向治疗的病例。在肿瘤患者群中有较高的声望。作为主要成员参加了由中国医学科学院牵头的中英合作全国大肠癌临床随机治疗研究、全国乳腺癌临床随机治疗研究。2015年7月到北大方正集团工作，开始进行精准肿瘤学的临床应用研究。同年（2015年）申请到山东省卫健委课题：CanPatrol 系统检测循环肿瘤细胞对淄博地区乳腺癌患者预后判断的研究（编号2015WSA03037）；2016 年申请到淄博市科技发展局课题：乳腺癌 ct DNA 测序研究（编号2016kj060021），两年内完成 CTC 检测的患者超过 700 人次。使得所在科室成为淄博市唯一的精准医学临床研究中心。由于贡献突出，2016年被北大医疗评为"集团奉献奖"。

河北磁县肿瘤医院是我国著名的六大食道癌流行病诊治基地之一。医院自 1971 年开始肿瘤登记，是我国最早建立的食管癌防治现场。2002 年授予"全国肿瘤登记示范中心"，2004 年 12 月，授予"食管癌早诊早治示范基地"，也是我国首批基地之一。1988—2007 年恶性肿瘤发病死亡资料收录在《中国部分试点市、县恶性肿瘤发病与死亡》第 1 ～ 5 卷；1993—1997 年、2003—2007 年、2008—2012 年、2013—2017 年肿瘤发病登记数据，被 WHO主编的《五大洲肿瘤发病》第八、十、十一、十二卷收录出版。吴铁成到磁县肿瘤医院任职以后，提出以肺癌筛查和治疗作为磁县肿瘤医院后 40 年的发展方向，得到了医院上下的认可，2018 年 1 月起吴铁成领导医院在磁县开始进行肺癌筛查，取得了良好的经济效益和社会效益。

2018 年 5 月起在中国科学院中关村医院任肿瘤科负责人以后，提出了"以中科院、北大清华专家为服务主体、发展精准医学和舒缓治疗"的建设方针，通过"改善住院环境、提升医疗质量"为主体的科室建设活动，在没有广告、营销的支持下，2018 年 5—12 月科室平均月收入和 2017 年同期相比上升了 35%、收治患者数上升了 65%，获得了医院的嘉许。2020 年 1 月申请到吴阶平基金会的课题"肿瘤浸润性淋巴细胞腹腔灌注的研究"，同年 10 月在国家卫健委完成细胞治疗临床研究备案。2021 年起进行腹腔内灌注节拍化疗治疗腹盆腔肿瘤的临床应用，取得了较好的效果。2021 年完成设立了临终关怀科、是医院安宁治疗的临床负责人。目前正在筹备中科院中关村医院—复旦大学浦东医院免疫治疗与研究中心。

学术和社会兼职：中国医学教育协会理事；中国研究型医院学会精准与肿瘤 MDT 专业委员会常务委员；北京市健康促进会中青年专家委员会常务委员及精准医疗协作组常务副组长；中国中医药研究促进会乳腺病分会常务委员；世中联肿瘤经方治疗研究专业委员会常务委员、理事；北京市医学检验学会委员；

中国医药教育协会乳腺疾病专业委员会委员；国家科学技术奖（nosta）评审专家；北京市中西医慢病防治促进会全国中西医肿瘤防治专家委员会常务委员、副秘书长；北京市朝阳区医学会医疗技术鉴定专家；北京 4P 研究院特聘专家；《中国医师进修杂志》编委；《中华临床医师杂志》电子版特约审稿人；《中国医药科学杂志》审稿专家。

传承精华

守正创新

宏扬针灸精粹

刘保延

二〇二三年元月

书赠：王敏医师

继承传统文化

弘扬外治疗法

中国针灸学会
会长：李维衡

二〇〇八年元月十一日

整理董氏针灸

发展针灸事业

世针联沈志祥
二〇一六年十一月二日

鉴博深远

善行天下

序 穴位刺激的神经免疫原理言

　　针灸是中国发明的，一开始中医就将之用于治疗疼痛。针灸医师根据自己的经验，选择不同的穴位针灸，以治疗不同的疾病。然而，针灸的疗效却引起了极大的争议，原因主要包括以下三方面：一、针灸的疗效过度依赖于施针者的经验，可重复性的临床支持证据不多；二、各种不同的方法，如穴位按压、推拿按摩、火罐艾灸、电针灸等，都可以用来进行穴位刺激，缺乏原理和机制性研究；三、针灸的疗效因人因病而异，适应证无法确定，在某些疾病和某些患者中有效，而在症状相似的其他患者中无效，甚至同一穴位的不同针灸方法疗效不同，无法得到合理的解释。古老而神秘的中医针灸，亟须被现代科学技术体系所验证、改造和发展。

　　清代李学川搜集到的人类 361 个（正经）穴位，都靠近神经网络。实际上还存在经外奇穴，可能有数千个，董氏奇穴与正经的穴位不同，即与传统的经络理论的穴位不同。在人类的进化过程中，神经网络获得了帮助机体维持生理性内环境稳定状态的调控能力，比如自主神经系统具有调节炎症反应的能力。由神经细胞产生的细胞因子和神经递质可以调节免疫细胞，反之亦然，免疫细胞也产生细胞因子和神经递质，也可以影响神经系统。这种神经细胞—免疫细胞的双向信息交流机制，使得神经系统能够感知炎症，并激活特定的神经网络来控制免疫细胞，避免过度炎症反应对机体的伤害。

　　神经刺激是现代医学研究中出现的一个新领域，它能够控制器官功能，并且在疾病期间帮助人体重建生理平衡。动物实验发现，直接刺激体内神经（手术分离出的活体动物神经），对关节炎、结肠炎、糖尿病、肥胖、出血/复苏、胰腺炎、四肢瘫痪和感染性疾病（如内毒素血症、败血症、休克）等疾病具有治疗作用。这种直接刺激体内神经的方法并不适合人类疾病的治疗，而且麻醉本身抑制疼痛等神经信号的传递、直接干扰神经系统的调节功能。因此，非侵入性神经刺激方法一直是临床研究的热点。已有研究表明，透皮神经刺激、电针灸等非手术神经刺激方法可以控制炎症、防止感染性疾病引起的器官损伤，针灸可以促进术后康复，改善骨关节炎、偏头痛、关节痛、中风、创伤后应激障碍和药物成瘾等症状。美国国家卫生研究院（NIH）估计，超过 1500 万美国人接受过针灸治疗。电针灸技术也已得到了美国疼痛协会（APS）、美国国家补充和替代医学中心（NCCAM）、NIH 和世界卫生组织（WHO）等机构的认可和临床准入。

中国科学院的研究人员发现，在人类衰老的过程中，封印在我们基因组中的古病毒，会重新激活，激活的古病毒诱导人体出现针对病毒的慢性炎症，加速细胞衰老。因此，控制慢性炎症，不仅可以用来治疗各种疾病，也可以用来抵抗由慢性炎症引起的免疫衰老。在肿瘤免疫环境形成、细胞治疗相关细胞因子释放综合征（CarT 治疗的主要严重副反应）的出现过程中，IL-6 都扮演了关键的角色。穴位刺激能够降低 IL-6 的水平，因此针灸在防肿瘤、防肿瘤复发、防细胞治疗副反应方面，可以起到重要的作用。与药物干预相比，穴位针灸没有增加全身免疫抑制、感染和恶性肿瘤的风险。穴位针灸的另一个突出优势是，它能诱导炎症的"局部"调节，避免药物抗炎的"全身性"副作用。王敏教授的王氏中医针灸疗法，如果整合现代医学的原理和方法，将会创造无数的医学奇迹、造福更多的疾病患者。我十分荣幸有机会向大家推荐这本书，愿读者朋友们温故知新、艺无止境。

北京中关村医院肿瘤科主任

吴铁成

2021 年 11 月 11 日

编委语 1

近时，吾师王敏教授，正编纂一部有关董氏奇穴针法治疗和缓和肿瘤和癌症的书。为此书，吾师殚精竭虑，益劳心神。或有不忍，常劝吾师应注意休息，然吾师说，此书医学价值极高，若有所成，必造福于苍生矣。如今已近成书之时，每感此事，余不由得心生钦敬。以为吾师有古时医学大家之风，皆为造福黎民，精进医术，广修善德也。故特作此短篇，一者敬吾师之为人，二者感此书之精妙。

余从师已有数年，期间，常蒙其训诲。授吾术法，诚吾德行，恩深义重，实难报答。吾师针法精妙，自成一派。但诊其患，所施不过数针，多则十余针，其疾则立有所解，嘱其几日后复来，如是则愈。余初见时，便感其微妙，后吾师授之于吾，方感其深。盖其术虽承于董公，然吾师行医几十载，数有所得，其术、法、理、道，精深博妙，区区数语不可尽表。况吾师之为人，仁善宽厚，待人亲和，若有患来，待之如自家族人，一视同仁，吾师虽有徒生无数，且处天南地北，若有问道于吾师者，必训诲不倦，使其惑得解。与朋友交则真诚热情，务求周全。与吾师交，若饮醇醪自醉，如沐春风得舒。德艺如此，实贤者也。

况吾师为此书筹谋数旬，著之则夜以继日。盖其有吾师从业几十年之经验，且上承古时医典与董公宝训，下继实况病例并当代学说，可谓继往开来，欲成针术之大统也。其中针法除董公所遗之正经奇穴法外，更与今时临床相合，成吾师一派之精妙。由繁到简，所囊括之疾病与针法详尽丰富，实为当代中医临床治疗肿瘤和癌症的代表著作。吾师常念及于此，每每曾言，此书当为天下人之所用。医者观之，其术法更进；寻常百姓观之，则可堪无虞；患者若受书中之法，则病痛可循之而解，助其脱离危困。此为吾师生平大愿。为魏文帝所言"经国之大业，不朽之盛事"是也。

然余才智驽钝，资历尚浅，吾师术法之精湛，非一日可成。每每念此，常叹此生难及。自蒙恩师训诲以来，必不敢稍假借之，以冀有所小成，既可保家人无虞，又可使患者有复，于吾足矣。今应吾师所嘱，余复感其德，又赞其术，故属文以立之。

崔玉美

2021 年 12 月 21 日

编委语 2

从古至今，有不计其数的医学家来研究中国传统医学，而且每个人都会从中得到不同的灵感，受到不同的启发。董氏奇穴是对中国传统医学的继承性创新性发展，是一套新的针法体系。

此前，吾师王敏已先后撰写了《董氏奇穴精要整理》《董氏奇穴精要整理挂图》《便携式董氏奇穴、经穴对照挂图》《中华董氏奇穴临床整理》《董氏奇穴按摩刮痧法》《中国针术：董氏奇穴秘要整理》《董氏奇穴医案整理》等专著。近两年为了深入探究董针于临床的应用，特地组织编写了这部《董氏奇穴肿瘤治疗秘验》，不仅让人耳目一新，还能从中了解到中国传统医学乃至中国文化天人合一、平衡为养的奥义。《黄帝内经·灵枢》曾曰：小针之要，易陈而难入。粗守形，上守神；粗守关，上守机。吾师王敏既熟通旧学，又勤修新知，不吝秘术、广求传播，所秉承的是悬壶济世的一片赤诚之心，积多年所学，临床效验，只望能解患者疾病之苦。鄙人于湖南中医药大学毕业之后，因缘际会，有幸跟随师父临床学习，切身领略到了师父的精湛医术。

如今的中国正经历着世界历史上最壮观的文明变迁，漂流在碎片化、数字化、匿名化大潮中的当代人，应融入伟大时代推陈出新的价值变革中。中国传统医学这一具有民族文化与地域特征的宝贵遗产应当由我们来共同继承和守护。愿与诸君一道研习、弘扬！由于水平有限，整理过程中难免有缺点错误，诚恳希望大家批评指正，以便进一步做好继承整理工作。

曾倩文

2022 年 4 月于湖南

目　录

引言　简述中医理论与董氏奇穴对肿瘤的沿革及治疗

一、肿瘤与癌症的定义、区分和鉴别

肿瘤，指机体中的正常细胞，在不同的始动与促进因素长期作用下所产生的增生与异常分化所形成的新生物。主要由局部组织的细胞在基因水平上的调控出现了异常所致，常形成局部肿块。根据生物学特征和对机体危害性的不同，一般分为良性肿瘤和恶性肿瘤两大类。

癌症则是生物体内的正常细胞，在众多内因和外因长期作用下，发生质的改变，从而拥有过度增殖的能力而形成的。总体上可分为原发性和继发性两大类，或按照器官部位分类，如胃癌、肺癌、乳腺癌等。一般人们所说的"癌症"习惯上泛指所有的恶性肿瘤，同时也存在少数肿瘤，形态上属良性，但常浸润性生长，切除后易复发，多次复发以后有的可能出现转移，这种被称为交界性肿瘤。生物学上呈良性与恶性之间的类型，临床上需要将之进行区分和鉴别。

二、肿瘤与癌症形成的原因

随着社会的不断发展，经济的不断增长，人们的生活较之以往有了翻天覆地的变化，用于生活的物质资源更为丰富。也因此，为肿瘤或者癌症的发生埋下了隐患。主要原因可分为外源性因素和内源性因素。如未能养成良好的生活习惯，长年累月的吸烟或饮酒，或者一些由于环境污染的影响如饮用水和空气污染，都会引起致癌物质在体内的堆积。遗传与免疫因素，或者多种原因引起的内分泌异常，也可导致癌症或肿瘤的发生。

三、现代医学对肿瘤和癌症的治疗方法、治疗效果及不足之处

肿瘤与癌症的治疗，在临床上会根据患者的自身状态进行决定。主要的治疗方法为药物治疗、手术治疗和放化疗。对大多数早期和较早期实体肿瘤来说，首选的治疗方法是手术治疗。药物治疗的原理是应用一些激素或抗激素类药物如他莫昔芬、戈舍瑞林等，或分子靶向治疗靶向药物如美罗华、伊马替尼等以抑制肿瘤的生长。放射治疗（放疗）则是在患者在病程的不同时期或由于治疗目的不同而采用的治疗方式，治疗时须进行白细胞和血小板检测等。化学治疗（化疗）适用于单独应用化疗可能治愈的恶性肿瘤，或者需通过长期治疗可缓解的肿瘤或配合其他治疗有一定作用的肿瘤。同时，这些治疗方法也存在着一定的不足；手术治疗会随着患者病情的变化逐渐增加风险和难度。药物治疗由于是以激素或抗激素药物为主，以调节内分泌的形式治疗，可能会导致长期用药的患者内分泌紊乱，从而引起如甲亢或者甲减，垂体和肾上腺功能失调等并发症。长期应用放化疗则会引起白细胞下降，使患者出现免疫力下降、发烧、感染等并发症；同时损伤患者的黏膜，使患者出现胃炎、肠炎腹泻或口腔溃疡等并发症。随着医疗技术的发展，这些治疗技术对患者的副作用虽然有所改善，但长期应用，依旧会导致上述问题的发生。

相比之下，中医具有悠久的历史和深厚的底蕴，中医的理论与方法或可与现代医学的技术和理论相互借鉴和发展，会为患者提供更加完善的治疗方法和措施，以减少患者的痛苦和不适。探究中医理论中对于肿瘤或者癌症的论证沿革，有助于进一步贯彻以人为本的医疗卫生服务方针和癌症的综合性治疗原则。

四、中医理论与临床实践对肿瘤和癌症的认识与沿革

中医在我国有着悠久的历史和丰富的文化底蕴，理论上以中国古典哲学为指导，同时，对于肿瘤和癌症的认识与治疗也有着丰富的临床经验。在中医理论的沿革中，最早关于肿瘤和癌症的认识是在距今约 3500 年前的殷周时期。当时就用"肿"来对肿瘤或其他类似的疾病进行定义。那时候的人们已经对肿瘤有所认识，"瘤"的病名也已经在甲骨文上出现。先秦的《周礼》

中，记载了一类能够治疗肿瘤或其他类似疾病的专科医生"疡医"。并主张内外结合治疗。内治则"以五毒攻之，以五气养之，以五药疗之，以五味调之"；外治则提出"祝药……杀之齐"即用药物外敷法治疗肿瘤或其他类似疾病的方法。

中医对肿瘤或癌症开始出现较为明确的认识是在《黄帝内经》中"积之始生，至其已成，奈何？"其中的"积"就是对癌症最早的命名。《黄帝内经》中还认为，肿瘤或癌症也可由情绪致病。如"内伤于忧虑，则气上逆；气上逆则六输不通，温气不行，凝血蕴里而不散，津液涩渗，著而不去，而积皆成也"。并提出"坚者削之""结者散之"等治疗方法，对后世有着积极的参考意义。《黄帝内经》之后，《难经》则对某些内脏肿瘤的临床表现和发病机制做了详细论述。在《难经·五十六难》中，提出"积者，阴也，故沉而伏。五脏所生。其始发有常处，其痛不离积部；肿块上下有所始终，左右有所穷处，死不治；聚者，阳气也，阳伏而动。六腑所生。其始发无根本，其痛无常处。可移动，虽困可治"。系统地描述了肿瘤或癌症的阴阳属性和辨证方法。

在秦汉时期，中医对肿瘤的认识和治疗逐步形成体系。在《神农本草经》中记载的治疗肺癌药物有150多种，大多数药物在现代仍被使用。《伤寒杂病论》中提出的用鳖甲煎丸、大黄䗪虫丸等治疗肿瘤的方剂，至今仍被临床所沿用。《后汉书·华佗传》有用外科手术治疗胃肠肿瘤的病例，是人类最早的手术割治内脏肿瘤的病例。华佗在《中藏经》中也提出"夫痈疽疮肿之所作也，皆五脏六腑蓄毒不流则生矣，非独因营卫壅塞而发者也"。描述了关于肿瘤和癌症产生的原因。

"癌"是中医理论中对恶性肿瘤的称谓。其明确说法最早出现于12世纪的《卫济宝书》中："痈疽五发，一曰癌。"书中提出用麝生膏外贴治疗"癌发"。在7世纪的《晋书》中有"景帝目有瘤疾，使医割之"或为人类最早的手术割治外部肿瘤的病例。同期，在皇甫谧的《针灸甲乙经》中有用针灸治疗肺癌、瘿瘤等内容。葛洪的《肘后备急方》中，对肿瘤的认识较为全面："凡症之见起，多以渐生，如有卒觉便牢大，自难治也。腹中症有结节，便害饮食，传羸瘦。"书中还提出用海藻治疗甲状腺肿的方法，至今仍被临床所采用。

中医开始对肿瘤和癌症的性质与部位进行分类则见于唐代孙思邈的《千金要方》中。如瘿瘤、骨瘤、脓瘤、血瘤、脂瘤等。在同时期的《外台秘要》中则记载了许多用以治疗肿瘤和癌症的方药，尤其是其中记载的通过用羊甲状腺调节内分泌的方法治疗瘿病的病例，对现代用激素或者抗激素药物治疗或缓解肿瘤和癌症有着一定的启发。而且，中医对肿瘤和癌症的认识也更加的全面。在宋代的《仁斋直指附遗方论》中记载了"癌者，上高下深，岩穴之状，颗颗累垂，毒根深藏，穿孔透里"。并指出久病可能会引起昏厥等症状，是中医学对癌的详细描述最早的著作。同期的《圣济总录》将腹内肿瘤称为"癥瘕"。而对于其他类型的肿瘤或癌症，中医则有"胃反（包括胃癌）""噎膈（包括食道癌，贲门癌）"等称谓。而在中医学中，记载用割治手术治疗与药物治疗相结合的方法治疗肿瘤和癌症的病例则见于《严式济生方》一书中。

金元四大家对于肿瘤和癌症的认识较之前更为全面，且有着承前启后的效果。刘完素将《黄帝内经》中有关肿瘤和癌症治疗的理论与临床实践相结合，认为"六气皆从火化"，提倡用清热解毒的方法治疗或缓解肿瘤和癌症。主用木香三棱丸、泥金丸和三承气汤等。提出"湿热毒聚，积久成瘤"。其在《原病式·寒类》中说："非寒癥瘕也，宜以脉证别之。"认为肿瘤和癌症的病理因素是由火热之邪引起。应以清消炎症为肿瘤和癌症的主要治疗手段。张从正则在《儒门事亲》中说"积之患之，或因暴怒喜悲思恐之气"进一步明确了情志因素对于肿瘤和癌症的发生发展过程中的影响。治法上则用攻下逐瘀等方法进行治疗，并认为"病之物，非人身素有之也，或自外而人，或由内而生，皆邪气也。邪气加诸身，速攻可也，速去可也"。其对肿瘤和癌症的形成因素的认识与治法已与现代无异。李东垣则提出"人以胃气为本"认为癌症患者应以脾胃虚弱者为多。原因则是病程日久，长时间用攻峻逐瘀之法易耗损大量元气，从而导致正虚邪实，病情更甚。提出"养正积自消，扶正固本"为治疗肿瘤和癌症的主要方法。同时李东垣又在《卫生宝鉴》中说："凡人脾胃虚弱，或饮食过常，或生冷过度，不能克化，致成积聚结块。"并采取调补脾胃的方法治疗或缓解肿瘤和癌症，所用方药如补中益气汤、橘皮枳术丸等，其依然在现代临床中被广泛应用。朱丹溪认为"凡人身上中下有块者多痰也"，认为痰是引起肿瘤和癌症的主要病理因素。"凡人身上有结瘵，不痛不仁，不作脓者，皆痰也"提倡"相火论"，认为阴虚易炼痰。同时，朱丹溪以肿瘤所在部位的不同，将噎与膈分开论治，提出"在上近咽之下，水饮可行，食物难入。或问可食，入亦不多，名之曰噎；其槁在下，与胃为近，食虽可入，难进入胃，食亦复出，名曰膈，亦名翻胃"。认为治疗上应以滋阴降火，活血消瘵散结为主要治法。朱丹溪还提出了人的"六郁"对肿瘤和癌症的形成与发展的影响，并创"越鞠丸"以开郁散瘵。由此可见，金元四大家对肿瘤和癌症形成与发展的各个时期都有着较为全面的认识，后世亦受其思想理论的影响。

　　在明清时期，随着历代医家对前人的理论与经验不断完善总结，使中医学对肿瘤和癌症的认识更进一步。明朝陈实功的《外科正宗》认为治疗肿疡或肿瘤类疾病应该内外并重，以调理脾胃为主。《证治准绳》中记载有乳癌及其他类似疾病的相关病因病机及预后调理等。《本草纲目》中也记载了很多用于治疗肿瘤和癌症或其他类似疾病的中药如三棱、莪术、半夏、胆南星、山慈菇等。而《医宗金鉴》中，则认为肿瘤生长的部位多与脏腑经络有关。如认为乳癌是肝脾病变的结果等。清代的《疡科心得集》中，把肿瘤称为"失营"或"失荣"是因为到了肿瘤的病程后期，患者会出现"如树木之失于荣华，枝枯皮焦"，故名也。王维德在《外科证治全生集》中提出用阳和汤，犀黄丸，千金托里散配合外治法治疗或缓解癌症的方法。唐容川在《中西医汇通医书五论》中认为"痞滞"包括胃癌、肝癌、胰腺癌等，与气血瘵滞脏腑有关，提倡活血化瘵治法。张锡纯在《医学衷中参西录》中提出用参赭培元汤治疗食管癌与胃底贲门癌，详细描述了其原理和治则以及对上述疾病的病因病机的探讨。

　　由此可知，中医理论中对于肿瘤和癌症认识的沿革，一定程度上为相应的诊疗实践提供了理论依据，促进了中医基础理论的完善。董氏奇穴以中医传统理论为指导，以十四经穴为基础，通过结合临床中肿瘤和癌症的分布现状，有着一套独特且完善的理论体系及对应的诊疗方法。

五、董氏奇穴对临床常见的肿瘤与癌症治疗方法的简单摘要

　　随着国家和社会的不断发展，人们的健康观和疾病观有了明显的变化。广泛意义上的现代医学治疗方法虽然具有时效性强，短期效力强，局部症状

缓解较明显等优点，然而长期应用会对患者的身体造成不同程度的影响与损伤，而且其依赖于现代医疗技术水平的发展程度和国际科学门槛的对外开放程度。由此，人们开始寄希望于传统中医，以减少肿瘤或癌症治疗过程中的痛苦和不适，取得更加显著的疗效。董氏奇穴则是一种呈线性发展的系统的以传统中医经络理论为核心的一门针灸诊疗学。其理论和实践经验符合现代医学模式的转变和众多患者的需求，对肿瘤和癌症的治疗有着一定的优势。

董氏奇穴对于肿瘤和癌症的治疗，有着一套独特的理论体系，同时，也有着丰富的临床经验作为支撑。对于常规的肿瘤或癌症，一般都可选取灵骨、大白、中白、下白和外三关等穴位进行治疗，效果显著。临床时可根据患者所患肿瘤和癌症的类型进行相应的选穴组方。如以三棱针点刺双灵穴，再加针刺灵骨、大白、中白、下白等穴，可用于治疗或缓解肺癌、肝癌或肝硬化等症。同样可以通过用三棱针点刺制污穴方法，用于治疗和缓解肿瘤切除术后的创口感染以及陈年旧疮。董氏奇穴中的手解穴则为止痛要穴，常用于肝癌、肺癌患者的穴位辅助治疗，可有效缓解患者因疾病的不断加剧而产生的痛苦与不适。恶性淋巴结肿则是一种较为特殊的癌症，其散在于身体各处，发作时并无痛苦，并可见周身淋巴结的逐渐肿胀。可选用灵骨、大白、三重穴，或刺络膝下肺区，以释出恶血为宜。若发生恶性病变，则不可直接刺络。甲状腺肿大为患者在长期服用治疗或缓解癌症的激素药物引起的机体内分泌失常所导致，可组用足千金穴、足五金穴等治疗有效。乳腺癌可组用灵骨、大白、外三关等穴进行治疗，有较明显的效果。肺癌可选用灵骨、大白、中白、下白、外三关。若伴肺气肿，可选心常穴。肺肿瘤可用四花外穴点刺出血，或刺络膝下肺区。肝癌则可选用灵骨、大白、上三黄、火硬穴等进行治疗。若伴有肝硬化等症，可以三棱针点刺木灵穴，或重子、重仙穴等，均有较好的疗效。由此可窥见董氏奇穴对临床常见的肿瘤和癌症治疗的显著效果。

六、总结董氏奇穴与传统十四经穴之间的关系及继承发展

董氏奇穴计有 740 余穴，分别散布于手臂、足、头面等部位，循穴选穴方法虽有异于十四经穴，但其分布规律与治疗效果仍与十四经穴有所关联。董氏奇穴虽名为"奇穴"，然其穴实为"正经奇穴"原著亦称为"董氏正经奇穴"。由此可见，董氏奇穴是以十四经穴为基础发展起来，又通过结合临床

实验及疗法创新等方法，使其在应对一些复杂症状时效果更为突出。因此，十四经穴与董氏奇穴之间是相辅相成的关系。临床应用时可结合患者自身的具体情况灵活选用，以便为患者提供更加明确和完善的诊疗。

王伟鉴写于北京
2021 年 12 月 27 日

第一章　董氏奇穴治疗肿瘤的重要穴位

一、正会穴、前会穴、后会穴、灵骨穴、大白穴、中白穴、下白穴、三重穴

正会穴

【位置】头顶正中线与两耳尖连线的交点处（图1-1-1）。

【针法】横刺，可向前后或左右进针0.5~1.5寸，或三棱针点刺出血。

【指法】指按、指压或用硬物点按刺激，7~15分钟。

前会穴

【位置】正会穴前1.5寸处（图1-1-1）。

【针法】横刺，可向前后或左右进针0.5~1.5寸，或三棱针点刺出血。

【指法】指按、指压或用硬物点按刺激，7~15分钟。

【运用】该穴即督脉之前顶穴，常为正会（后会）穴之配伍穴。

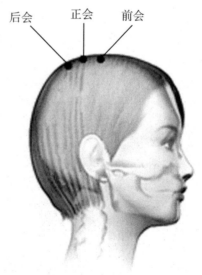

后会　正会　前会

图1-1-1

后会穴

【位置】正会穴后1.5寸处（图1-1-1）。

【针法】横刺，可向前后或左右进针0.5~1.5寸，或三棱针点刺出血，

或直刺 1~3 分。

【指法】指按、指压或用硬物点按刺激，7~15 分钟。

灵骨穴

【位置】第一、二掌骨结合处，即拇指、食指叉骨间之终端（图 1-1-2）。

【针法】针深 0.5~1.5 分，可透重仙穴。

【指法】指按、指压或用硬物点按刺激，7~15 分钟。

大白穴

【位置】手掌背面，第二掌指关节后桡侧凹陷处，即大肠经之三间穴（图 1-1-2）。

【针法】直刺 0.5~1.5 寸或以三棱针点刺治小儿气喘、发高烧、肺炎特效。

【指法】指按、指压或用硬物点按刺激，7~15 分钟。

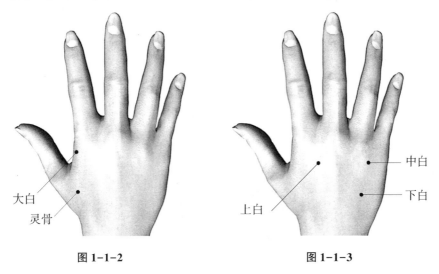

图 1-1-2　　　　　　　　　　　　图 1-1-3

中白穴

【位置】手背小指骨与无名指掌骨之间，距指骨与掌骨连接处 5 分，中渚穴后5分（图1-1-3）。

【针法】针深3~5分。

【指法】指按、指压或用硬物点按刺激，7~15分钟。

下白穴

【位置】手背小指骨与无名指掌骨之间，距指骨与掌骨连接处1.5寸，液门穴下5分（图1-1-3）。

【针法】针深0.5~1.0寸。

【指法】指按、指压或用硬物点按刺激，7~15分钟。

一重穴

【位置】外踝骨尖上3寸，向前横开1寸处。

【针法】针刺1~2寸或用三棱针点刺。

【指法】指按、指压或用硬物点按刺激，7~15分钟。

二重穴

【位置】一重穴直上2寸处。

【针法】针刺1~2寸或用三棱针点刺。

【指法】指按、指压或用硬物点按刺激，7~15分钟。

三重穴

【位置】二重穴直上2寸处。

【针法】针刺1~2寸或用三棱针点刺。

【指法】指按、指压或用硬物点按刺激，7~15分钟。

小结：此穴组具有补气、活血、化瘀之功，对各种肿瘤均有很好的疗效。

二、外三关穴

三关上穴

【位置】外踝尖与膝盖外侧高骨直线上，中点处为三关中穴，三关中穴与膝盖高骨中点处为三关上穴（图1-2-1）。

【针法】针刺1.0~1.5寸，或以三棱针点刺出血效果卓著。

【指法】指按、指压或用硬物点按刺激，7~15分钟。

三关中穴

【位置】外踝尖与膝盖外侧高骨直线上，中点处为三关中穴（图1-2-1）。

【针法】针刺1.0~1.5寸，或以三棱针点刺出血效果卓著。

【指法】指按、指压或用硬物点按刺激，7~15分钟。

三关下穴

【位置】外踝尖与膝盖外侧高骨直线上，中点处为三关中穴，三关中穴与外踝尖中点处为三关下穴（图1-2-1）。

【针法】针刺1.0~1.5寸，或以三棱针点刺出血效果卓著。

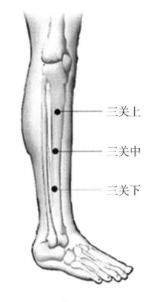

三关上

三关中

三关下

图1-2-1

【指法】指按、指压或用硬物点按刺激，7~15分钟。

小结：此穴组对各种癌、瘤，尤以喉癌、肺癌、瘰疬、恶疮、阴道癌、腹部肿瘤、子宫瘤，用三棱针点刺外三关穴出血效果卓著，双取外三关穴对良性肿瘤及腹部肿瘤具有特效。

三、三重穴

一重穴

【位置】外踝骨尖上 3 寸，向前横开 1 寸处（图 1-3-1）。

【针法】针刺 1~2 寸或用三棱针点刺。

【指法】指按、指压或用硬物点按刺激，7~15 分钟。

二重穴

【位置】一重穴直上 2 寸处（图 1-3-1）。

【针法】针刺 1~2 寸或用三棱针点刺。

【指法】指按、指压或用硬物点按刺激，7~15 分钟。

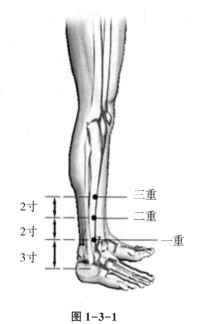

图 1-3-1

三重穴

【位置】二重穴直上 2 寸处（图 1-3-1）。

【针法】针刺 1~2 寸或用三棱针点刺。

【指法】指按、指压或用硬物点按刺激，7~15 分钟。

小结：此穴组对脑癌、脑瘤、乳腺肿瘤、食管癌、舌下腺癌、乳腺小叶增生、甲状腺肿大、脾肿大、脾硬化、痞块疗效很好。灵骨、大白、一重、二重、三重三穴同时取穴治疗各种肿瘤，外三关穴和三重穴可交替施用为治疗上述各症之特效针法。笔者用灵骨、大白、三重、外三关治疗乳腺肿瘤、食管癌、舌下腺癌之初期皆有很好的效果。

四、双灵一穴、双灵二穴、喉灵三穴

双灵穴（2穴）

【位置】掌面中指第一节与第二节之
间，横纹中央（四缝穴）内侧、外侧2.5
分处（图1-4-1）。

【针法】5分针，直刺1~2分或以三
棱针刺出黄色液体特效，刺出黑血更佳。

【指法】指按、指压或用硬物点按刺
激，7~15分钟。

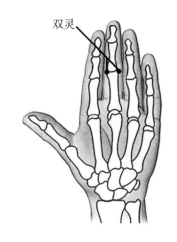

双灵

喉灵三穴

图1-4-1

【位置】位于无名指延长线上，肝灵
穴一线上、近肘横纹1.5寸处，可以扎横的三针、左右1寸各扎一穴、也可
再下1寸处，再扎三针共六穴（图1-4-2）。

【针法】针刺1.0~1.5寸，或以三棱针刺出黄色液体特效，刺出黑血
更佳。

【指法】指按、指压或用硬物点按刺激，7~15分钟。

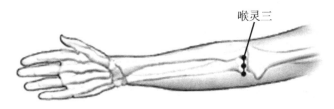

喉灵三

图1-4-2

小结：此穴组对肺癌、骨癌、肝癌、肝硬化、血癌、喉癌，如以三棱针
浅刺、从针孔挤出少量透明液体特效，刺出黑血效更佳。

五、足驷马穴

驷马一穴

【位置】驷马一穴位于大腿外侧正中线，髌骨上缘7寸内开3.5寸处（图1-5-1）。

【针法】针深1.0~2.5寸。

【指法】指按、指压或用硬物点按刺激，7~15分钟。

驷马二穴

【位置】驷马二穴位于驷马一穴上2寸处（即胆经风市穴内开3.5寸），或直立时手臂下垂，中指尖前开3.5寸处（图1-5-1）。

【针法】针深1.0~2.5寸。

【指法】指按、指压或用硬物点按刺激，7~15分钟。

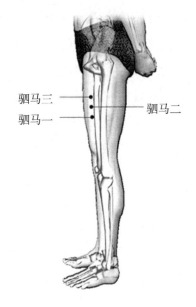

图 1-5-1

驷马三穴

【位置】驷马三穴位于驷马二穴上2寸处（图1-5-1）。

【指法】指按、指压或用硬物点按刺激，7~15分钟。

小结：驷马一穴、驷马二穴、驷马三穴为治疗肺脏综合征之特效要穴，如配合外三关穴、三重穴治疗甲状腺肿、鼻癌、肺癌、肺结核、肺部纤维化均有意想不到的效果。

六、制污穴、止涎穴。

制污（3穴）

【位置】拇指背第一节中央线上，指间节距离中点为1个穴点，此穴点与上、下指节的平分线再各取1点，计3个穴点（图1-6-1）。

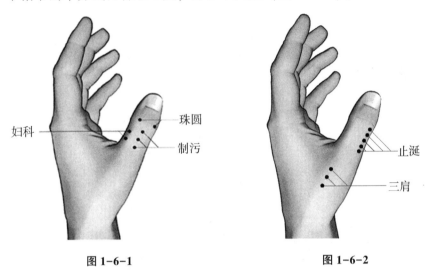

妇科 —— 珠圆
制污

止涎
三肩

图1-6-1　　　　　　　　　　　图1-6-2

【针法】5分针，斜刺，由下往上刺1~2分，或以三棱针点刺出黑血立即见效。

【指法】指按、指压或用硬物点按刺激，7~15分钟。

止涎穴（5穴）

【位置】手背，拇指第一节中央偏内侧5分，六分法取5穴，每上2分是1穴（图1-6-2）。

【针法】5分针，由内往外斜刺2~3分，或以三棱针点刺出血。

【指法】指按、指压或用硬物点按刺激，7~15分钟。

小结：此穴组对恶性肿瘤、久年恶疮或恶性肿瘤开刀后刀口流污不止、不收口不结痂及一切疮病、刀伤、烫伤或手术后伤口溃病出水，久不收口，在患侧制污穴点刺出血特效。

七、上三黄穴、肝灵三穴

明黄穴

【位置】大腿内侧正中央是穴（图1-7-1）。

【针法】针刺1.5~2.5寸。

【指法】指按、指压或用硬物点按刺激，7~15分钟。

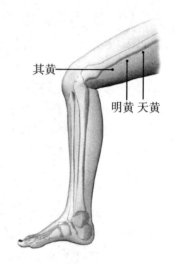

图1-7-1

天黄穴

【位置】明黄穴上3寸是穴（图1-7-1）。

【针法】针刺1.5~2.5寸。

【指法】指按、指压或用硬物点按刺激，7~15分钟。

其黄穴

【位置】明黄穴下3寸是穴（图1-7-1）。

【针法】针刺1.5~2.5寸。

【指法】指按、指压或用硬物点按刺激，7~15分钟。

肝灵一穴

【位置】掌心向上，手腕横纹豌豆骨前缘直上3寸（图1-7-2）。

【针法】直刺0.5~1.5寸。

【指法】指按、指压或用硬物点按刺激，7~15分钟。

肝灵二穴

【定位】掌心向上，手腕横纹豌豆骨前缘直上6寸（图1-7-2）。

【针法】直刺 0.5~1.5 寸。

【指法】指按、指压或用硬物点按刺激，7~15 分钟。

肝灵三穴

【定位】掌心向上，手腕横纹豌豆骨前缘直上 9 寸（图 1-7-2）。

【针法】直刺 0.5~1.5 寸。

【指法】指按、指压或用硬物点按刺激，7~15 分钟。

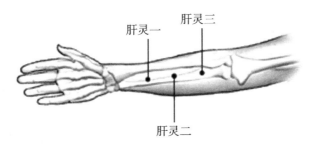

图 1-7-2

小结：此穴组对肝脾硬化、肝癌、肝炎、骨骼膨大、骨膜癌、白细胞过多症均有疗效，笔者在临床中治疗肝硬化伴脾肿大配伍上三皇穴针灸治疗 15 次后，经 B 超检查、脾肿大有明显回缩。

八、下三皇穴

天皇穴

【位置】弯曲膝盖，胫骨内侧髁下缘凹陷处直下 1 寸，即阴陵泉穴直下 1 寸处。距膝关节 3.5 寸（图 1-8-1）。

【针法】针刺 0.5~2.5 寸（沿骨缘下针）。

【指法】指按、指压或用硬物点按刺激，7~15 分钟。

肾关穴（天皇副）

【位置】在天皇穴直下 1.5 寸处（图 1-8-1）。

【针法】直刺 0.5~1.0 寸。当补肾用时针深 2 寸。

【指法】指按、指压或用硬物点按刺激，7~15 分钟。

地皇穴

【位置】胫骨内侧，距内踝骨 7 寸处（图 1-8-1）。

【主治】泌尿系统诸症。

【针法】针深 1~2 寸，以与脚成 45°刺入。

【指法】指按、指压或用硬物点按刺激，7~15 分钟。

人皇穴

【位置】在胫骨之内侧前缘，即内踝尖直上 3 寸，当胫骨后缘处（图 1-8-1）。

【针法】针刺 1.0~2.5 寸（孕妇禁针）。

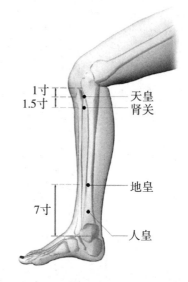

图 1-8-1

【指法】指按、指压或用硬物点按刺激，7~15 分钟。

小结：天皇、人皇、地皇三穴合称下三皇，有时将肾关、地皇、人皇亦称下三皇，此穴组治疗肾虚、肾炎及泌尿系统肿瘤有特效。

九、双龙一穴、双龙二穴、癌根穴

双龙一穴

【位置】在外膝眼下 1.5 寸，胫骨外侧骨陷中（图 1-9-1）。

【针法】针深 1.0~2.5 寸。

【指法】指按、指压或用硬物点按刺激，7~15 分。

双龙二穴

【位置】在外膝眼下 1.5 寸，胫骨外侧骨陷中（图 1-9-1）。

【针法】针深 1.0~2.5 寸。

【指法】指按、指压或用硬物点按刺激，7~15 分。

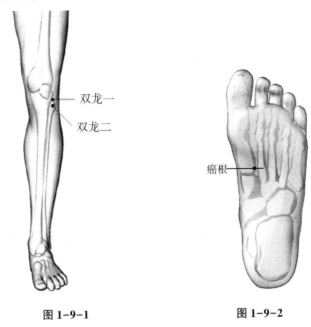

　　双龙一
　　双龙二

　　癌根

图 1-9-1　　　　　　　　　图 1-9-2

癌根穴（经外奇穴）

【位置】位于足跖部，直对距跗关节向内过赤白肉际一横指处，左右各一穴计 2 穴（图 1-9-2）。

【针法】针深 1.0~2.5 寸。

【指法】指按、指压或用硬物点按刺激，7~15 分。

　　小结：此穴组对肝癌、鼻咽癌、乳腺癌、乳腺肿瘤及各类肿瘤均有很好的治疗效果。

十、三通穴

通关穴

【位置】当大腿正中线之股骨上，距膝盖横纹上 5 寸处（图 1-10-1）。

【针法】针深 0.5~2.5 寸。

【指法】指按、指压或用硬物点按刺激，7~15 分钟。

通山穴

【位置】通关穴上2寸处（图1-10-1）。

【针法】针深0.5~2.5寸。

【指法】指按、指压或用硬物点按刺激，7~15分钟。

通天穴

【位置】通山穴上2寸处（图1-10-1）。

【针法】针深0.5~2.5寸。

【指法】指按、指压或用硬物点按刺激，7~15分钟。

小结：通关、通山、通天也称三通穴为治疗心脏疾病之最重要穴，对全身血液循环有立即见效之功，为治疗心脏病及血液循环的要穴。

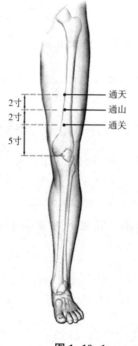

图1-10-1

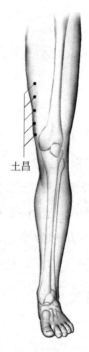

图1-11-1

十一、土昌穴

土昌穴（5穴）

【位置】在通肾穴向内横开2寸，通肾穴在膝髌骨内侧上缘凹陷处。每穴直上2寸增加1穴，共5个穴点（图1-11-1）。

【针法】直刺1.5~2.0寸。

【指法】指按、指压或用硬物点按刺激，7~15分钟。

小结：土昌穴为治疗脾脏疾病之特效穴。临床可任取1~3穴使用。土昌穴配三重穴治疗脾肿大效果更佳，临床治疗307例中有303人痊愈。

十二、天宗穴、地宗穴、人宗穴

天宗穴、地宗穴、人宗穴

【位置】天宗穴在后臂肱骨内缘与肱二头肌后部间凹陷处，距肘窝横纹9寸。地宗穴在天宗穴直下3寸。人宗穴在地宗穴直下3寸（图1-12-1）。

【主治】妇科阴痒、阴痛、赤白带下（具有神效）、小腿痛、脚扭伤、小儿麻痹、狐臭、糖尿病。

【针法】针刺1.0~1.5寸。

【指法】指按、指压或用硬物点按刺激，7~15分钟。

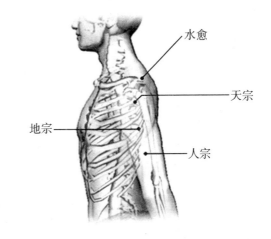

图1-12-1

小结：此穴组下针时届肘测量，以手拱胸取之为宜，入针务必准确，方能取效，该穴治疗妇科各疾及赤白带下尤特效。因此3穴贴近血管，能调整血液循环，所以强心复苏效果更佳。

十三、中九里穴、上九里穴、下九里穴、金营上下穴

中九里穴

【位置】中九里穴位于直立时手臂下垂，中指尖所触之处（图1-13-1）。

【针法】针刺1.0~2.5寸。

【指法】指按、指压或用硬物点按刺激，7~15分钟。

上九里穴

【位置】上九里穴位于中九里穴向内1.5寸处（图1-13-1）。

【针法】针刺1.0~2.5寸。

【指法】指按、指压或用硬物点按刺激，7~15分钟。

下九里穴

【位置】下九里穴位于中九里向外1.5寸处（图1-13-1）。

【针法】针刺1.0~2.5寸。

【指法】指按、指压或用硬物点按刺激，7~15分钟。

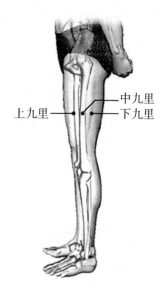

上九里———中九里
　　　　———下九里

图1-13-1

小结：该穴治疗时可参阅风市之主症，本穴对于侧身病变极佳。基于其祛风疏络作用，亦可用于头痛、神经痛、遍身瘙痒等疾患。上九里穴与中九里穴同为止痛要穴；《灵枢经》云：凡十一脏者取决于胆。胆经在头部之经脉最长，穴位最多，镇定作用甚强，亦有其道理，所以此穴对于肿瘤引起的各种疼痛皆有一定疗效。

金营上穴

【位置】金营上穴位于中九里穴上 2
寸，向外横开 5 分处（图 1-13-2）。

【针法】直刺 1.5~3.0 寸。

【指法】指按、指压或用硬物点按
刺激，7~15 分钟。

金营下穴

【位置】金营下穴位于金营上穴直
上 2 寸处（图 1-13-2）。

【针法】直刺 1.5~3.0 寸。

【指法】指按、指压或用硬物点按
刺激，7~15 分钟。

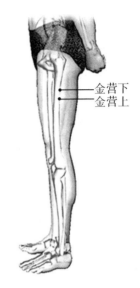

图 1-13-2

小结：金营上、金营下穴临床任取 1
穴即可解药物中毒、食物中毒及放化疗留存于人体内的毒素效果很好。

十四、手解穴、腿解穴

手解穴

【位置】小指掌骨与无名指掌骨之
间。握拳时小指指尖处，与劳宫穴平
（图 1-14-1）。

【针法】向掌根方向斜刺，针深 3~
5 分。

【指法】指按、指压或用硬物点按刺
激，7~15 分钟。

小结：本穴主要治疗针刺后所引起的
诸症，如刺后晕针、麻木、气血逆乱之疼

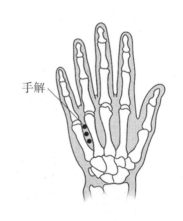

图 1-14-1

痛等。 因该穴为心经之少府荥穴，具有宁神志、调气血之效。

腿解穴

【位置】膝盖骨外侧上角直上1寸，向前横开3分（图1-14-2）。

【针法】针刺3~5分。

【指法】指按、指压或用硬物点按刺激，7~15分钟。

小结：本穴在胃经郄穴梁丘下，调理气血作用甚强，因此能解晕针、滞针、弯针，解气血错乱，解新急之痛为最佳配穴和止痛穴，故治疗肝癌、肺癌、骨癌、鼻癌、乳腺癌时加针上述组穴疗效好。

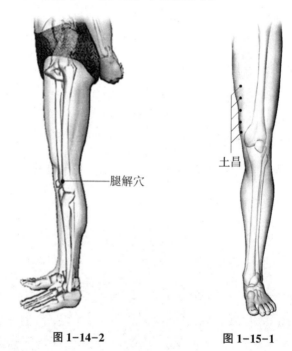

腿解穴

土昌

图1-14-2   图1-15-1

十五、下脾经

【位置】土昌五穴的连线即为下脾经（图1-15-1）。

【针法】见青筋处点刺出血。

【指法】指按、指压或用硬物点按刺激，7~15分钟。

小结：此穴对各种肿瘤、甲状腺肿大均有很好的疗效。

十六、妇科穴、还巢穴、海豹穴、木妇穴、姐妹三穴

妇科穴（2穴）

【位置】在拇指第一节外侧赤白肉际处。距上、下指间节距离 1/3 处各 1 个穴点，计 2 个穴点（图 1-16-1）。

【针法】5 分针，贴骨旁下针，针深 2~3 分。

【指法】指按、指压或用硬物点按刺激，7~15 分钟。

小结：根据肺与膀胱通的原理，本穴在临床中为妇科疾病常用穴，效果显著。

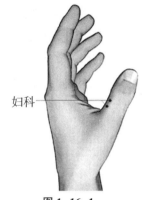

妇科

图 1-16-1

还巢穴

【位置】无名指第二节外侧正中央，赤白肉际处，杨维杰老师对此穴定位是在尺侧，也就是无名指第二节正中央向小指侧外开 5 分赤白肉际处（图 1-16-2）。

【针法】5 分针，针深 2~3 分，忌双手同时取穴。

【指法】指按、指压或用硬物点按刺激，7~15 分钟。

小结：本穴为治疗妇科疾病之要穴，且疗效显著。 其穴多与妇科穴相伍，左右交替，即左妇科伍右还巢，右妇科伍左还巢，还巢穴配妇科穴治妇科众疾疗效显著。

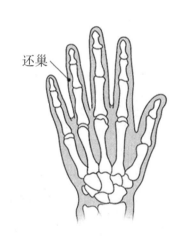

还巢

图 1-16-2

海豹穴

【位置】在大趾之内侧，大趾本节正中央，大趾甲内侧后方处是穴。隐白穴后方大都穴的前方（图 1-16-3）。

【针法】直刺 1~3 分。

【指法】指按、指压或用硬物点按刺激，7~15 分钟。

小结：本穴基于对应治许多疾病。 ①治眼痛（足躯逆对）；②治疝气、阴道病（足躯顺对）；③治食指痛（手足顺对）。

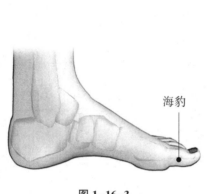

图 1-16-3

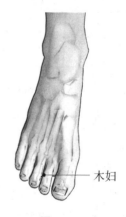

图 1-16-4

木妇穴

【位置】足第二趾中节正中央外开 3 分处（图 1-16-4）。

【针法】针深 2~4 分，贴骨下针。

【指法】指按、指压或用硬物点按刺激，7~15 分钟。

小结：本穴主治妇科病为主，如加配妇科穴、还巢穴疗效更好。 木妇穴在足阳明胃经，故取名为木，主治肝脾不和及肝胆湿热之妇科病各疾尤效。

姐妹一穴、姐妹二穴、姐妹三穴

【位置】姐妹一穴位于通山穴向内横开 1 寸，再上 1 寸处。姐妹二穴位于姐妹一穴直上 2.5 寸处。姐妹三穴位于姐妹二穴直上 2.5 寸处（图 1-16-5）。

【针法】针刺 1.5~2.5 寸。

【指法】指按、指压或用硬物点按刺激，7~15 分钟。

　　小结：姐妹一穴、姐妹二穴、姐妹三穴两腿同时下针，3 穴同取治疗妇科病有效验，但目前以手穴之妇科穴或还巢穴替代。董师认为姐妹一穴、姐妹二穴、姐妹三穴作用于肾，因接近脾经，因此能脾肾双补。所以治疗妇科各疾甚好，故称为姐妹穴。

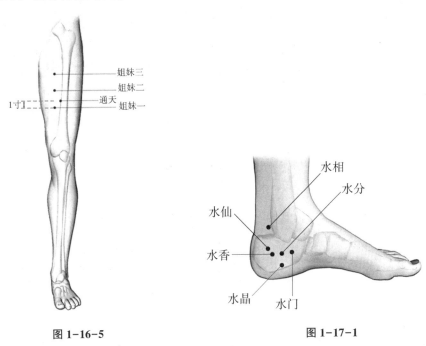

图 1-16-5　　　　　　　　　　图 1-17-1

十七、水分穴、水门穴、水香穴、水晶穴、水仙穴、水相穴、水曲穴

水分穴

【位置】在内踝尖直下 1.5 寸，照海穴直下 5 分处（图 1-17-1）。

【针法】直刺 0.5 寸或用三棱针点刺出血特效。

【指法】指按、指压或用硬物点按刺激，7~15 分钟。

水门穴

【位置】在内踝尖直下 1.5 寸，向内横开 5 分处（图 1-17-1）。

【针法】直刺 0.5 寸或用三棱针点刺出血特效。

【指法】指按、指压或用硬物点按刺激，7~15分钟。

水香穴

【位置】在水分穴向外横开5分处（图1-17-1）。

【针法】直刺0.5寸或用三棱针点刺出血特效。

【指法】指按、指压或用硬物点按刺激，7~15分钟。

小结：笔者在临床中常用此三穴配妇科穴、还巢穴、姐妹一穴、姐妹二穴、姐妹三穴、木妇穴、水晶穴治疗过上百例子宫肌瘤的患者，针15次后经B超检查均有回缩，疗效很好。

水晶穴

【位置】在内踝尖直下2寸处（图1-17-1）。

【针法】直刺0.5~1.0寸。

【指法】指按、指压或用硬物点按刺激，7~15分钟。

小结：穴名水晶，水之结晶，指子宫。又在肾经上，本穴专治子宫病甚好。贴骨针，骨肾相应，如加配重子、重仙及妇科穴，脐针的坎位作用更强。

水相穴

【位置】在内踝直后2寸处，跟筋（阿基利斯腱）前缘贴骨下陷处下5分，即太溪穴下5分，大钟穴内5分处（图1-17-1）。

【针法】直刺0.3~0.5寸。

【指法】指按、指压或用硬物点按刺激，7~15分钟。

小结：穴名水相，喻其如水之宰相，极其重要，治肾病及脑病常用，因太溪为肾经俞穴及原穴，肾主脑也。而本穴较太溪穴更贴近跟筋（阿基利斯腱），因筋肝相应，故为肝肾皆治。又太溪穴为水（肾）经之土（俞）穴，有水土二性，能治脾肾两虚之病。肾脏炎、水肿、蛋白尿，甚至尿毒症，多见脾肾两虚之证，故能以本穴治之。

水仙穴

【位置】在内踝骨后方下 2 寸，跟筋前缘凹陷处（即水相穴下 2 寸处）（图 1-17-1）。

【针法】直刺 0.3~0.5 寸。

【指法】指按、指压或用硬物点按刺激，7~15 分钟。

小结：本穴主治与水相穴相同，常与水相穴倒马并用。

水曲穴

【位置】足背第四、五跖骨结合部的前方凹陷处是穴（图 1-17-2）。

【针法】针深 0.5~1.0 寸。

【指法】指按、指压或用硬物点按刺激，7~15 分钟。

小结：该穴治疗耳鸣、眼痒、手腕疼痛无力颇具疗效。 对于周身骨痛、神经痛、肩痛、肌肉萎缩、肢体麻木亦有疗效。 而对于该经之走向坐骨神经痛则极具特效。 此外，治疗腰周紧胀酸痛，如缚绳革，即中医谓之带脉病症，需配善治各种关节痛的穴位，莫不疗效立现。

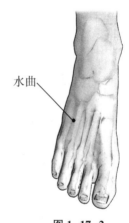

水曲

图 1-17-2

十八、上瘤穴、五花五穴（5 穴）

上瘤穴

【位置】足底后前缘正中央处（脚后跟硬皮前缘中央）（图 1-18-1）。

【针法】针深 2~5 分。

【指法】指按、指压或用硬物点按刺激，7~15 分钟。

小结：本穴治疗脑部肿瘤及脑积水、小脑痛、脑神经痛、脑神经衰弱、脑癌疼痛颇具卓效，尚治鼻塞、鼻衄皆妙，唯进针不宜过深，否则会出现胸

闷、心慌的不良后果。据杨维杰老师经验，该穴配正筋、然谷二穴点刺出血治疗急性脑震荡颇有疗效。治疗脑震荡则以上瘤穴为主，并同时点刺太阳穴、曲陵穴，使之出血，疗效极著。本穴在足针之全息分布规律亦相当于脑的部位，故治脑病甚效；笔者曾以上瘤穴配外三关穴、三重穴治疗十几例脑瘤患者均有很好的疗效。

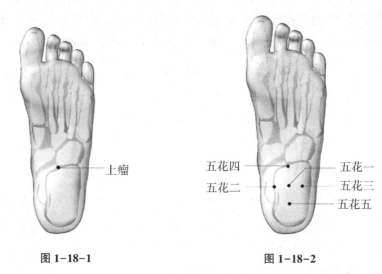

图 1-18-1　　　　　　　　　　　图 1-18-2

五花一穴

【位置】五花一穴在脚底，脚后跟正中央处（图 1-18-2）。

【针法】直刺 0.3~0.5 寸治失眠、脑神经痛。用三棱针扎出黑血治足跟痛特效。

【指法】指按、指压或用硬物点按刺激，7~15 分钟。

五花二穴

【位置】五花二穴在五花一穴内 1 寸处（图 1-18-2）。

【针法】直刺 0.3~0.5 寸治失眠、脑神经痛。用三棱针扎出黑血治足跟痛特效。

【指法】指按、指压或用硬物点按刺激，7~15 分钟。

五花三穴

【位置】五花三穴在五花一穴外 1 寸处（图 1-18-2）。

【针法】直刺 0.3~0.5 寸治失眠、脑神经痛。用三棱针扎出黑血治足跟痛特效。

【指法】指按、指压或用硬物点按刺激，7~15 分钟。

五花四穴

【位置】五花四穴在五花一穴上 1 寸处（图 1-18-2）。

【针法】直刺 0.3~0.5 寸治失眠、脑神经痛。用三棱针扎出黑血治足跟痛特效。

【指法】指按、指压或用硬物点按刺激，7~15 分钟。

五花五穴

【位置】五花五穴在五花一穴下 1 寸处（图 1-18-2）。

【针法】直刺 0.3~0.5 寸治失眠、脑神经痛。用三棱针扎出黑血治足跟痛特效。

【指法】指按、指压或用硬物点按刺激，7~15 分钟。

小结：五花穴组对一切头部之疾疗效甚好，也为治疗足跟痛之特效穴。治疗失眠，五花穴配镇静穴特效，可任取 1~2 穴应用。

十九、分枝上穴、分枝下穴、鲁琳穴（2 穴）

分枝上穴

【位置】在肩胛骨与肱骨连接之叉口下 1.5 寸处（图 1-19-1）。

【针法】直刺 1.0~1.5 寸。

【指法】指按、指压或用硬物点按刺激，7~15 分钟。

分枝下穴

【位置】在分枝上穴直下 1.5 寸处（图 1-19-1）。

【针法】直刺1.0~1.5寸。

【指法】指按、指压或用硬物点按刺激，7~15分钟。

分枝中穴

【位置】在分枝下穴向内横开6分处（图1-19-1）。

【针法】直刺1.0~1.5寸。

【指法】指按、指压或用硬物点按刺激，7~15分钟。

小结：此穴组治疗药物中毒、各种虫毒（蛇、蝎、蜈蚣等）、狐臭、口臭、糖尿病、疯狗咬伤、小便痛、淋病、梅毒、食物中毒、服毒自杀（轻者可治，重者难医）、全身发痒、煤气中毒、原子尘中毒、胸痛，兼治乳腺炎；对疏利三焦，调整内分泌，增强免疫机能的作用效更佳。

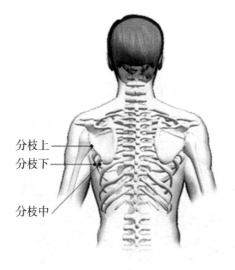

图1-19-1

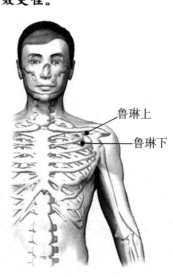

图1-19-2

鲁琳穴（2穴）

【位置】肩峰内开2寸，锁骨下缘，粗隆边为鲁琳上穴；肩胛骨与肋骨连接之叉口下，向内斜开1.5寸处为鲁琳下穴（图1-19-2）。

【针法】针刺1.0~1.5寸。

【指法】指按、指压或用硬物点按刺激，7~15分钟。

小结：此穴组对食物中毒、药物中毒、疯狗咬伤、周身发痒、狐臭、口臭、糖尿病及癌症放化疗后的一切不适反应均有很好的疗效。

二十、四花上穴、四花中穴、四花里穴、四花外穴、四花副穴、四花下穴

四花上穴

【位置】膝眼下3寸，胫骨外帘处是穴（在外膝眼直下3寸，胫骨外缘，贴骨下凹陷中，足三里穴内侧1寸处）（图1-20-1）。

【针法】针刺2~3寸。

【指法】指按、指压或用硬物点按刺激，7~15分钟。

四花中穴

【位置】四花上穴直下4.5寸处（图1-20-1）。

【针法】针刺2~3寸治哮喘、眼球痛；三棱针出血治疗血管硬化、急性胃痛、胸闷心慌、肋膜炎等症。

【指法】指按、指压或用硬物点按刺激，7~15分钟。

四花里穴

【位置】四花中穴向内横开1.5寸，当胫骨外缘（图1-20-1）。

【针法】直刺1.5~2.0寸或用三棱针点刺出血。

【指法】指按、指压或用硬物点按刺激，7~15分钟。

四花外穴

【位置】四花中穴向外横开1.5寸处（图1-20-1）。

【针法】针刺1~2寸。

【指法】指按、指压或用硬物点按刺激，7~15分钟。

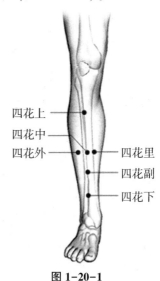

图1-20-1

四花副穴

【位置】四花中穴直下 2.5 寸处（图 1-20-1）。

【针法】针刺 1~2 寸。

【指法】指按、指压或用硬物点按刺激，7~15 分钟。

四花下穴

【位置】当四花副穴直下 2.5 寸处（图 1-20-1）。

【针法】针刺 1~2 寸。

【指法】指按、指压或用硬物点按刺激，7~15 分钟。

小结：四花穴组之位置在胃经上，对于所有内脏难治的疾病，都可以在此穴刺络放血治疗疗效好。

二十一、董氏奇穴新增穴

喉灵三穴

取穴：位于无名指延长线上，肝灵穴一线上、近肘横纹一寸五分处，可以扎横的三针、左右一寸各扎一穴、也可再下一寸处，再扎三针共六穴（图 1-21-1）。

归经：入肺经。

穴性：清肺宣窍，化瘀散结。

主治：鼻炎，鼻塞，喉炎，扁桃腺炎，甲状腺肿大，喉癌，鼻癌、喉痛、失音、声带小节或播音人员声带受损，尤其是咳嗽不止，咽部痒紧难受。

针法：直刺 2~3 分。

经验：只要是咽喉痛、痒、咳痰不利，单取对侧穴位，加上灵骨大白。甲状腺炎、扁桃腺炎、鼻炎等均可治疗、加配驷马、三重即可。食不下咽、胃食道逆流、加配下三皇、四花、门金。治鼻炎、鼻塞，配建力、中力、分金、合金，当本穴上有乌黑异色浮现时，一定要下针。治喉癌，鼻癌，配外三关，并在侧三里、侧下三里一带刺血。治甲状腺肿大，配三重、驷马、心灵一穴。

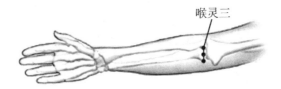

图 1-21-1

土胃三穴

取穴：土胃一穴在肝灵穴一线上，手掌面肘横纹少海穴直下 2 寸处。土胃二穴、手掌面，肘横纹少海穴直下 4 寸处。土胃三穴、手掌面肘横纹少海穴直下 6 寸处，土胃二穴直下 2 寸处（图 1-21-2）。

归经：入脾胃两经。

穴性：健脾强胃、理气止痛。

针法：直刺 2~5 分，或用三棱针点刺出血。

主治：消化系统相关病症：胃炎、胃溃疡、十二指肠溃疡、结肠炎。

经验：取灵骨、大白、土水配四花上、门金治一切胃疾疗效好。

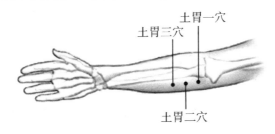

图 1-21-2

通肠三穴

取穴：在通天穴上 1 寸向外横开 5 分处是通肠一穴、上 2 寸为通肠二穴、上 4 寸为通肠三穴（图 1-21-3）。

归经：大肠经、心经。

穴性：清火消炎。

主治：便秘、胃痛、高血压、心悸、肋膜炎、腹膜炎、鼻炎、鼻不通气、急慢性肠炎。

针法：针刺 1.5~2.5 寸。

经验：通肠三穴配其门、其角、其正为治疗肿瘤放化疗引起便秘的特效针法。

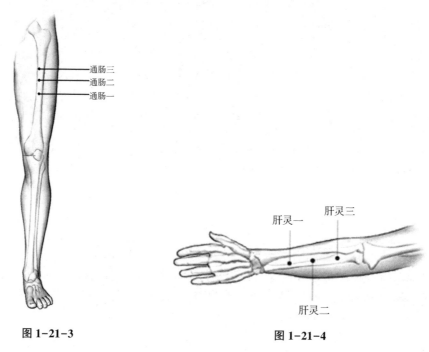

图 1-21-3　　　　　　　　　　　　图 1-21-4

肝灵三穴

取穴：手掌面，豌豆骨前缘向上延线上，腕横纹直上 3 寸处为肝灵三穴（图 1-21-4）。

手掌面，豌豆骨前缘向上延线上，肝灵三穴直上三寸处为肝灵二穴。手掌面，豌豆骨前缘向上延线上，肝灵二穴直上三寸处为肝灵一穴（图 1-21-4）。

穴性及归经：疏肝理气；入肝经。

针法：针刺 1.5~2.5 寸。

主治：肝炎、肝硬化、肝痛、两肋痛、肝火旺、白血病、脾肿大、坐骨神经痛、半身不遂、腰痛、筋骨痛。

经验：肝灵三穴配三重、外三关、上三黄为治疗肝硬化、肝癌、脾肿大的特效针法。

骨关穴、中关穴、木关穴

取穴：手掌朝上，当腕横纹正中央下5分偏内外侧5分、豌豆骨下是穴。即食指与中指、无名指与小指叉口直上腕横纹处下5分、外侧为骨关穴、内侧为木关穴、二穴的中点为中关穴（图1-21-5）。

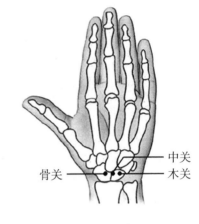

图1-21-5

归经：入肝、肾两经。

穴性：泻肝解毒，疏经镇痛。

主治：半身不遂、坐骨神经痛、脊椎骨增生压迫神经痛、十二指肠炎、解尿酸毒、食物中毒、药物中毒。

针法：直刺2~5分，或用三棱针点刺出血。

经验：骨关、木关二穴常一齐配伍，此两穴是董氏针灸中的大穴、要穴，而在董公之著作里未编入，胡师乃将董公所传，将其公开收入胡师医著《实用董氏针灸奇穴全集》，董公有传所谓七十二绝针，三十二解针，而骨关、木关两穴皆是，可见其重要；骨关、中关、木关也称手三关穴，配合分枝上中下穴是笔者临床治疗痛风的特效针法。

第二章　董氏奇穴治疗肿瘤的浅解与医案

　　目前肿瘤发病机制，尚未完全清楚。但很多时候肿瘤是吃出来，懒出来，拖出来的。虽不能够从根本上预防肿瘤的发生，但合理的饮食加早期诊断和早期治疗，便成为肿瘤防控的关键所在。同时，中医针灸、中药对于肿瘤的治疗具有重大意义，这个结论是中西医肿瘤专家界达成的共识。中医针药结合可以运用于肿瘤治疗的全过程，比如肿瘤的早期，依据中医脏腑别络理论、各脏腑相互之间的关系，通过中药固本培元、运用针灸刺激穴位直达病灶、提高远程疗效，预防复发和转移的效果；肿瘤患者做完手术以后，中医针药治疗可以使患者的身体康复速度加快，因为手术容易造成气血亏虚，脾胃功能低下，而中医针药配合在这方面有一定优势。运用中医针药结合主要是从控制肿瘤生长、提高生活质量、减轻痛苦，延长生存时间为目的，还可以辅助机体增强免疫功能。中医针药治疗肿瘤的特色是在肿瘤不同时期运用不同的针法、中药，比如在手术和放化疗期间主要是以扶正为主，而晚期患者需要加一些抗癌针法、中药来控制肿瘤生长。

　　中医治疗肿瘤能发挥的作用很多，特别是中医早些介入治疗，效果会非常好。比如肝癌的患者，切掉一个病灶，很快又复发了，如果在切掉病灶没有复发之前进行中医治疗，效果就很好；其次，肺、胃肠、乳腺、宫颈等部位肿瘤患者都可以采取中医针药结合，调理治疗、减轻患者的病痛、使其恢复健康之体征、延长其寿命。

　　以下肿瘤患者都可进行中医针药调理：

　　①手术治疗后的患者。②正在进行放化疗的患者。③正进行内分泌、分子靶向、介入、免疫等治疗的患者。④手术后疾病缓解期及相对稳定期的患者。⑤有癌前病变的患者。⑥对于不适宜接受手术、放化疗以及晚期的患者。

一、脑瘤

　　生长于颅内的肿瘤通称为脑瘤，包括由脑实质发生的原发性脑瘤和由身体其他部位转移至颅内的继发性脑瘤。其病因至今不明，肿瘤发生自脑、脑膜、脑垂体、颅神经、脑血管和胚胎残余组织者，称为原发性颅内肿瘤。由身体其他脏器组织的恶性肿瘤转移至颅内者，称为继发性颅内肿瘤；颅内肿瘤可发生于任何年龄，以 20～50 岁为最多见。本病除西医治疗外，中医针灸、中药早期介入，对病情的康复有很好的疗效。

取穴：

（1）正会穴、前会穴、后会穴、灵骨穴、大白穴、中白穴、下白穴、三叉三穴、上瘤穴（针深不得过 5 分）、正筋穴、三重穴、五花五穴。

（2）后头区点刺出恶血，效果好。

（3）针州仑穴、州昆穴、州圆穴，再在三重穴用倒马针法配上瘤穴，效果更佳。

（4）正筋穴、正宗穴、三重穴放血，另外也可在四花外穴放血，委中穴放血也有效。

（5）脑瘤、脑膜炎：取火连穴、火菊穴、火散穴同时下针（单足取穴），天应穴、上瘤穴、正筋穴、正宗穴。

（6）脑瘤、脑积水（大头瘟）：取上瘤穴、州仑穴（左脑生瘤取右穴，右取左穴）、上三黄穴，再针三重穴或上瘤穴配正筋穴、正宗穴，效果甚佳。

（7）正筋穴、正宗穴、正士穴、外三关穴配上瘤穴。

（8）正筋穴、正宗穴配三重穴。

（9）正士穴配上瘤穴、土顶穴、木顶穴。

（10）正脑一穴、正脑二穴，配三重穴。

（11）脑骨肿大：取上三黄穴、正筋穴、正宗穴，配上瘤穴，效果好。

（12）脑骨胀大：虎灵穴、正筋穴、正宗穴。

治疗：头针疗法、埋针疗法、八卦针法、腕踝针疗法、驱邪针法。

疗程：每日或隔日选不同的针方施针 1 次，先以王氏九宫刺络法疏通其血脉，再调其阴阳五行，一周内症状均有明显改善。

病例：李先生，52 岁。因患脑瘤，不能正常行走，行则㖞斜、脚步不稳，并出现头痛、头晕、呕吐等症。

针方：头针疗法、驱邪针法、埋针疗法，取灵骨穴、大白穴、中白穴、下白穴、三重穴、外三关穴、上瘤穴、五花五穴。

小结：经上述处方针灸二十余次、配合固本培元的中药治疗后，行动即能平稳，诸症均减，经 CT 复查脑瘤已有明显回缩。

二、脑肿疡

脑肿疡原因不明，然有因结核、梅毒、外伤、囊虫、包虫等而起者。一般症状为头痛、眩晕、呕吐、脉缓、昏蒙及痉挛发作，郁血乳头等，局部症状因肿疡位置而异，如压迫内囊者，则起半身不遂；生于运动性皮质中者，则发乍克松氏癫痫及单麻痹；发于额叶或颞颞叶者，起运动性或精神性失语症；发于脑底者，现多发性脑神经麻痹；生于小脑者，起眩晕，脑性失调症，强迫运动等。本病除西医治疗外，运用中医针灸、中药，对病情的康复疗效很好。

取穴：

（1）灵骨穴、大白穴、州圆穴、州昆穴、州仓穴、外三关穴、上瘤穴。

（2）百会穴、脑干穴、脑点穴、正筋穴、正宗穴、五花五穴。

治疗：头针疗法、驱邪针法、洛书疗法、埋针疗法、舌针疗法。

刺络：后头区点刺放血。

疗程：患者须耐心配合治疗，忌乱服止痛药及消炎药物，每日施针 1 次及病情无碍为止。

病例：张女士，57 岁。确诊为脑肿疡。

针方：头针疗法取州圆穴，驱邪针法取州昆穴、州仓穴、外三关穴、上瘤穴。

小结：该患者经上述针方治疗七次后，自身症状明显减轻，治疗 20 次后，诸症均减，患者的精神、气色、语言、运动都已恢复正常。

三、鼻咽癌

鼻咽癌的发病因素是多方面的。多年来临床观察及实验研究表明，以下因素与鼻咽癌的发生有密切关系。①遗传因素、家族聚集现象：许多鼻咽癌患者有家族患癌病史；鼻咽癌具有垂直和水平的家族发生倾向。②种族易感性：鼻咽癌主要见于黄种人，少见于白种人；发病率高的民族，移居他处（或侨居国外），其后裔仍有较高的发病率。③地域集中性：鼻咽癌主要发生于我国南方五省，即广东、广西、湖南、福建和江西，占当地头颈部恶性肿瘤的首位；东南亚国家也是高发区。本病除西医治疗外，运用中医针灸、中药，对病情的康复有很好的疗效。

取穴：

（1）灵骨、大白、制污穴、木穴、外三关穴。

（2）鼻三针、失音穴、喉蛾九穴、驷马三穴。

治疗：驱邪针法、浮针疗法、埋针疗法、五门十变法、挑刺疗法。

疗程：每日或隔日选不同的针方施针。

四、鼻癌

鼻癌是指发生于鼻咽腔顶部和侧壁的恶性肿瘤。是我国高发恶性肿瘤之一，发病率为耳鼻咽喉恶性肿瘤之首。常见临床症状为鼻塞、涕中带血、耳闷堵感、听力下降、复视及头痛等。鼻癌大多对放射治疗具有中度敏感性，放射治疗结合中医针灸、中药是鼻咽癌的首选治疗方法。

取穴：

（1）灵骨穴、大白穴、鼻三针、制污穴、木穴、驷马三穴。

（2）三叉三穴、外三关、腑格三穴。

治疗：洛书针法、腕踝针疗法、驱邪针法、五行针法、埋针疗法。

刺络：膝下肺区点刺出恶血。

疗程：重症须每日或隔日选不同的针方施针1次，以减轻患者之痛苦。

病例：高先生，68岁。鼻癌术后。

针方：鼻针疗法、埋针疗法，取鼻三针穴、灵骨穴、大白穴、驷马三穴、外三关穴。

小结：高先生运用上述针方治疗七次后，诸症均减，本人很是高兴，身体自感很舒服，心情愉悦。

五、舌癌

舌癌是口腔颌面部常见的恶性肿瘤，男性多于女性，多数为鳞状细胞癌，特别是在舌前2/3部位，腺癌比较少见，多位于舌根部；舌根部有时亦可发生淋巴上皮癌及未分化癌。病因至今尚未完全认识，多数认为其发生与环境因素有关，如热、慢性损伤、紫外线、X 线及其他放射性物质都可成为致癌因素，例如舌及颊黏膜癌可发生于残根、锐利的牙尖、不良修复体等的长期、经常刺激的部位。另外，神经精神因素、内分泌因素、机体的免疫状态以及遗传因素等都被发现与舌癌的发生有关；所以本病除西医治疗外、运用中医针灸、中药，对病情的康复是首选治疗方法。

取穴：

（1）灵骨穴、大白穴、舌三针穴、外三关穴、三通穴。

（2）侧三里穴、侧下三里穴、喉健穴、明黄穴、其黄穴。

治疗：华佗夹脊针法、洛书针法、五行针法、埋针疗法、舌针。

刺络：膝下肺区点刺放血，癌症患者须采取大量放血，释其火也。

疗程：每日或隔日选不同的针方施针 1 次，每周刺络一次可控制癌细胞恶化扩散。

六、喉癌（瘤）

饮酒使得咽喉部肿瘤发生的危险性较非饮酒者明显增加，如果大量吸烟加上饮用烈性酒，尤其是长期饮用，将会使发生肿瘤的危险性成倍增加。其实，并非仅仅是咽喉癌与饮酒和吸烟有关，头颈肿瘤均将其视为危险因素，如口腔癌、喉癌、下咽癌等。本病除西医治疗外，运用中医针灸、中药，对病情的康复有很好的疗效。

取穴：

（1）灵骨、大白、喉灵穴、侧三里穴、足千金穴、外三关穴、乳瘤穴、三神穴、三重穴、耳背穴，效果甚佳。

（2）侧三里穴、侧下三里穴点刺出血、在喉蛾九穴手肘横纹上青筋点刺出血、再针喉中穴、喉灵穴、外三关穴、通肾穴、通胃穴、通背穴。

治疗：华佗夹脊针法、扁鹊夹胸针法、九宫刺络疗法、驱邪针法、挑刺疗法。

刺络：膝下胃区大量刺络出恶血（2 日 1 次，循环持续）。

疗程：每日或隔日选不同的针方施针一次，大量点刺出恶血，使其血脉通畅，疗效好。

注解：若口腔癌导致口不能张、口内白斑，吃刺激物则痛剧，可在太阳穴、尺泽穴点刺出血后，即能张口。长期点刺出血，可白斑转红，张口如常。

病例：于先生，67岁。喉癌术后。

针方：扁鹊夹胸针法、挑刺疗法，取灵骨穴、大白穴、喉灵三穴、外三关穴、三重穴。

小结：于先生来时自述不能睡觉，不能平躺、浑身燥热难受。经上述针方治疗，进针10分钟后就平躺入睡了，治疗10次后不燥热了，心情也平静了。

七、口腔肿瘤

口腔颌面部的恶性肿瘤以癌为常见，肉瘤较少。其中绝大多数为鳞状细胞癌，其次为腺性上皮癌，还有基底细胞癌、未分化癌、淋巴上皮癌等。口腔癌大部分发生于暴露部位，且常有癌前病变过程，这对口腔癌的早期发现、早期中医针灸结合中药治疗是有利的康复条件。

取穴：

（1）灵骨穴、大白穴、制污穴、止涎穴、三重穴、外三关穴。

（2）少商穴、上唇穴、下唇穴、四花上穴、四花中穴点刺出血。

治疗：驱邪针法、挑刺疗法、九宫刺络疗法。

刺络：于口齿区放血。

疗程：适病情每日或隔日选不同的针方施针或每周点刺一次。

八、恶性淋巴瘤

恶性淋巴瘤是一组起源于淋巴造血系统的恶性肿瘤的总称，其主要临床表现是无痛性淋巴结肿大，全身各组织器官均可受累。淋巴瘤患者在发现淋巴结肿大前或同时可出现发热、盗汗、消瘦、皮肤瘙痒等全身症状。本病除西医治疗外，应尽早运用中医针灸、中药，对病情的康复有很好的疗效。

取穴：

（1）正会穴、灵骨穴、大白穴、喉灵穴、腕顺一穴、腕顺二穴、肾关穴、外三关穴。

（2）喉蛾九穴、三重穴、侧三里穴、火硬穴。

治疗：九宫刺络疗法、驱邪针法、埋针疗法、五行针法。

刺络：膝下肺区点刺出血（大量释出恶血），恶性忌患部直接刺络，以防癌细胞扩散。

疗程：每日或隔日选不同的针方施针 1 次，禁肉类及烟酒刺激性食物勿食。

九、瘰疬

瘰疬又称老鼠疮，生于颈部的一种感染性外科疾病。在颈部皮肉间可扪及大小不等的核块，互相串连，其中小者称瘰，大者称疬，统称瘰疬，俗称疬子颈。多见于青少年及原有结核病者，好发于颈部、耳后，也有的缠绕颈项，延及锁骨上窝、胸部和腋下。相当于现代医学的淋巴结核，多是由于结核杆菌侵入颈部所引起的特异性感染，严重时可溃破流脓。该病早期并无明显症状，病情发展后可有全身症状如疲乏、食欲不振、消瘦、低热等，还有病变器官的局部症状。本病除西医治疗外，运用中医针灸、中药，对病情的康复有很好的疗效。

取穴：

（1）灵骨穴、大白穴、三重穴、六完穴，取患侧穴位有效。

（2）三重穴点刺放血，再针承扶穴、秩边穴、五虎一、五虎二穴、驷马上穴、驷马中穴、驷马下穴。

（3）膝下肺区点刺放血，三重穴、外三关穴有效，六脊穴加针三神穴。

（4）上瘤穴，配侧三里穴、侧下三里穴、五虎穴配神肩穴。

（5）三重穴、四花穴点刺出血，再针灵骨穴、上瘤穴，效佳。

（6）上三黄穴、肩中穴、建中穴配三重穴、侧头太阳穴、肘窝横纹上、膝后太阳区、小腿外侧区放血。

（7）十八星穴及背后心肺区第三至第六胸椎间及其两旁放血，并于不定穴位上点刺出血、膝以下外侧肺区点刺放血。

（8）针肩髃穴、三重穴、六完穴（均取患侧）、翳风穴、间使穴、外关穴。

治疗：驱邪针法、九宫刺络疗法、挑刺疗法、五门十变法。

疗程：适病情每日或隔日选不同的针方施针，1 个月刺络 1 次。

病例：谢女士，67 岁。确诊瘰疬。

针方：挑刺疗法，取灵骨穴、大白穴、三重穴、驱邪针法。

小结：经上述针方治疗 15 次后，瘰疬完全消失，至今笔者想起都感到很神奇。

十、甲状腺肿大

甲状腺肿大是甲状腺功能正常的甲状腺肿，是以缺碘、致甲状腺肿物质或相关酶缺陷等原因所致的代偿性甲状腺肿大，不伴有明显的甲状腺功能亢进或减退，故又称非毒性甲状腺肿，其特点是散发于非地方性甲状腺肿流行区，且不伴有肿瘤和炎症，病程初期甲状腺多为弥漫性肿大，以后可发展为多结节性肿大。所以，除西医治疗外，应尽早运用中医针灸、中药，对病情的康复有很好的疗效。

取穴：

(1) 足千金穴、足五金穴（单足取穴下针）。

(2) 驷马穴配肾关穴治疗甲状腺肿有效。

(3) 三重穴、侧三里穴、于患部轻轻点刺出血。

(4) 三重穴配通关穴、外三关穴。

(5) 三重穴点刺再针侧三里穴、侧下三里穴，耳后静脉点刺放血，喉蛾九穴点刺放血，三重穴加三通穴（往外或内外长者）、三反穴（往内长）、驷马穴（眼突出）。

治疗：挑刺针法、腕踝针疗法、埋线疗法、五行针法、驱邪针法。

疗程：适病情每日或隔日选不同的针方施针。

病例：白女士，37 岁。甲状腺肿大。

针方：挑刺针法、埋线疗法、腕踝针疗法，取灵骨穴、大白穴、三重穴、外三关穴。

小结：经上述针方治疗 15 次后，甲状腺肿大摸着明显回缩，20 次后复查甲状腺已完全恢复正常。

十一、耳后之头部疮瘤

取穴：灵骨穴、大白穴、三重穴、昆仑穴（附近放血）、外三关穴。

治疗：头针、九宫刺络疗法、埋针疗法、五行针法。

疗程：适病情每日或隔日选不同的针方施针。

十二、耳瘤

取穴：灵骨穴、大白穴、外三关穴、膝下耳区刺络放血。

治疗：耳针、挑刺疗法、腕踝针疗法。

疗程：适病情每日或隔日施针。

十三、脸部疮疖、特大号青春痘

取穴：灵骨穴、大白穴、三重穴、腹肠穴配外三关穴。

治疗：腕踝针疗法、驱邪针法、九宫刺络疗法。

疗程：每日或隔日施针。

十四、锁骨及肩髃部肿瘤

取穴：

（1）灵骨穴、大白穴、七虎穴、外三关穴。

（2）木留穴、腹肠穴、三重穴。

治疗：埋针疗法、九宫刺络疗法、腹针疗法、五行针法。

疗程：每日或隔日选不同的针方施针。

病例：赵女士，38 岁。经检查锁骨窝肿瘤。

小结：为该女士针上述穴位，15 次愈。未再复发，笔者至今都感觉非常神奇。

十五、乳腺癌

乳腺癌是乳腺上皮细胞在多种致癌因子的作用下，发生增殖失控的现象。疾病早期常表现为乳房肿块、乳头溢液、腋窝淋巴结肿大等症状，晚期可因癌细胞发生远处转移，出现多器官病变，直接威胁患者的生命。所以，除西医治疗外，应尽早运用中医针灸、中药，对病情的康复有很好的疗效。

取穴：

（1）灵骨穴、大白穴、双龙一穴、双龙二穴、外三关穴。

（2）乳肿大、乳房硬块：指三重穴、于脚、心、肺区所有青筋处点刺放血（多次），患者点刺放血不影响身体，反使病患精神更良好、病痛逐渐减轻，乳肿也逐渐消失至痊愈，针驷马穴配乳瘤穴（对侧）。乳腺瘤治疗方法相同，但放血次数较癌少，以上治疗，毫针每天施治，点刺放血必须隔天为宜。

（3）肩峰穴配双龙穴、三重穴、外三关穴（肩峰穴为治疗乳癌、乳腺炎、乳痈之有效穴），如配足部之双龙穴疗效好，膝下外侧肺区寻找怒张的血络或皮肤暗紫处，点刺出血，四花中穴、四花副穴点刺出血。

（4）针三重穴、双龙穴、乳瘤穴、肩峰穴配外三关穴，后背心肺区点刺出血，针分枝上下穴。

（5）王氏五行针法治疗上须泻子经，取肺经驷马一、二穴为主穴，次取肾水滋润，泻各种肿瘤之热方能根治。若误取心火补之，则火上加火，病情将更加严重。刺络疗法、宜取膝下肺区呈怒张状之血络、皮肤黑紫色处点刺放血，严重者须隔日刺络 1 次，至病情由重转轻为止。

（6）乳房硬块：双龙穴、三重穴、外三关穴。

（7）乳腺增生：三重穴加膻中穴。

（8）乳房肿痛：四花中穴、四花副穴、驷马穴。

治疗：洛书针法、驱邪针法、腕踝针疗法、埋线疗法、五行针法。

疗程：每日或隔日选不同的针方施针。

病例：宋女士，54 岁。确诊乳腺癌。

左侧乳腺目测肿胀、硬块、变形、乳头凹陷、皮肤颜色深、触诊有很硬的肿块，疼痛。

针方：八卦针法，取灵骨穴、大白穴、中白穴、下白穴、木穴、三叉一二三穴、虎灵穴、外三关穴、足千金穴、足五金穴、三重穴、上三黄穴、下三皇穴、双龙穴、外三关穴、臀部对应点、背部对应点布针，腕踝针疗法、埋线疗法。

中药：固本培元加减。

小结：经中医针药结合治疗 3 个月后，复查乳腺肿块缩小，现每月来针灸 1 个疗程、埋线疗法 1 次，至今气色体征均好。

十六、肺癌

肺癌是起源于肺部支气管黏膜或腺体的恶性肿瘤，发病率和死亡率高，是对人群健康和生命威胁最大的恶性肿瘤之一。近50年来许多国家都报道肺癌的发病率和死亡率均明显增高，男性肺癌发病率和死亡率均占所有恶性肿瘤的第一位，女性发病率占第二位，死亡率占第二位。肺癌的病因至今尚不完全明确，大量资料表明，长期大量吸烟与肺癌的发生有非常密切的关系。已有的研究证明：长期大量吸烟者患肺癌的概率是不吸烟者的 10~20 倍，开始吸烟的年龄越小，患肺癌的概率越高。此外，吸烟不仅直接影响本人的身体健康，还对周围人群的健康产生不良影响，导致被动吸烟者肺癌患病率明显增加。城市居民肺癌的发病率比农村高，这可能与城市大气污染和烟尘中含有致癌物质有关。所以，除西医治疗外，应尽早运用中医针灸、中药，对病情的康复有很好的疗效。

取穴：

（1）灵骨穴、大白穴、中白穴、下白穴、驷马上穴、驷马中穴、驷马下穴、外三关穴、神喘穴。

（2）灵骨穴、大白穴、心常穴、双灵穴，配三毛穴。

（3）先在四花穴区用三棱针点刺出血，再针灵骨穴、大白穴、虎灵穴、配驷马穴、三重穴、土昌穴并在大间穴、小间穴位埋针。

（4）肺肿瘤：四花中穴、四花外穴点刺出血。

（5）肺气肿：心常穴加灵骨穴、大白穴；双灵穴、双喘穴点刺出血。

（6）重子穴、重仙穴、大小浮外间穴、外三关穴、天地人三士穴。

治疗：埋线疗法、扁鹊夹胸针法、腕踝针疗法、华佗夹脊针法。

刺络：膝下肺区点刺放血。

疗程：每日施针一次、每三或五日点刺放血 1 次，可释去大量肺火，再调其五行至病情转好。

病例：刘先生，70 岁。确诊小叶肺癌。

微创术后运用王氏中医针灸疗法结合董氏奇穴配以中药，经过 2 个疗程治疗，复查所有指标正常。

针方：驱邪针法，取灵骨穴、大白穴、驷马三穴、木穴、木灵穴、上三黄穴、下三皇穴、三重穴、制污穴、外三关穴，埋线疗法、九宫刺络疗法。

中药：固本培元，活血化瘀。

小结：现每3个月针灸1个疗程，埋线一次，至今体征均好。

十七、食管癌

食管癌又叫食道癌，是发生在食管上皮组织的恶性肿瘤，占所有恶性肿瘤的2%。食管癌分早、中、晚期；其发生病因与亚硝胺慢性刺激、炎症与创伤，遗传因素，以及饮水、粮食和蔬菜中的微量元素含量有关。吸烟、喝酒是引起食管癌的常见病因，中国是食管癌高发区，北方病发多于南方，男性多于女性，以40岁以上居多者。所以，除西医治疗外，应尽早运用中医针灸、中药，对病情的康复有很好的疗效。

取穴：

（1）灵骨穴、大白穴、金五穴、肩髃穴、外三关穴。

（2）运用五行针法：取肺经——驷马一、驷马二、驷马三穴为主针，实症宜泻；次取肾经——人皇穴、地皇穴，肝经——明黄穴、其黄穴配合运用，三重穴刺血，足千金穴及脚面刺血。

治疗：扁鹊夹胸针法、华佗夹脊针法、九宫刺络疗法。

刺络疗法：在膝下肺区、胃区为主，将血络中之瘀积恶血排除，速者即可见效。

疗程：每日或隔日选不同的针方施针。

十八、肝癌、肝硬化

肝癌即肝脏恶性肿瘤，可分为原发性和继发性两大类。原发性肝脏恶性肿瘤起源于肝脏的上皮或间叶组织，前者称为原发性肝癌，是我国高发的、危害极大的恶性肿瘤；后者称为肉瘤，与原发性肝癌相比较为少见。继发性或称转移性肝癌系指全身多个器官起源的恶性肿瘤侵犯至肝脏。一般多见于胃、胆道、胰腺、结直肠、卵巢、子宫、肺、乳腺等器官恶性肿瘤的肝转移。所以，除西医治疗外，应尽早运用中医针灸、中药，对病情的康复有很好的疗效。

取穴：

（1）灵骨穴、大白穴、肝灵三穴、上三黄穴、肾关穴、癌根穴、火硬穴（肝经同时用三线、五线，效果更佳）。

（2）木灵穴以三棱针刺出黄白色液体或刺出黑血，对肝癌、肝硬化、痿症及半身不遂均有效。

（3）灵骨穴、大白穴、虎灵穴、木炎穴、肝灵三穴、上三黄穴、肝门穴、通关穴、通山穴、通天穴。

（4）肝灵穴配上三黄穴、三重穴（可加双侧太冲穴、照海穴、太溪穴）。

（5）上三黄穴、木穴加眼黄穴对肝癌、肝硬化、血癌（白细胞过多）、贫血有良好的疗效。

（6）肝硬化、肝肿大配灵骨穴、大白穴、肝灵三穴、重子穴、重仙穴加外三关穴、木耳穴。

治疗：腹针疗法、九宫刺络疗法、埋线疗法、驱邪针法、华佗夹脊针法。

刺络：膝下肝肺区点刺出血（患部不可直接刺络），背部肝区点刺出恶血。

疗程：隔日施针及点刺出血，泄其热火，再调其内脏，癌症除就诊西医开刀切除外，中医针药的结合效果是不容忽视的。

病例：张先生，65岁。确诊肝癌。

针方：腹针疗法、九宫刺络疗法、华佗夹脊针法、埋线疗法，取灵骨穴、大白穴、中白穴、下白穴、双灵穴、木穴、木灵穴、癌跟三穴、脾肿穴、肝灵三穴、上三黄穴、下三皇穴、外三关穴、肠门穴、肝门穴、通山穴、通关穴、通天穴、肝胆四穴。

中药：固本培元，知肝病者先实脾。

小结：经过5个疗程的治疗后，复查瘤体回缩、生命体征很好。

十九、小儿肝癌

小儿肝脏肿瘤临床上并不少见，有人认为原发性肝肿瘤的发病率仅次于肾母细胞瘤及神经母细胞瘤而居第三位。小儿肝脏肿瘤亦有良性肿瘤与恶性肿瘤之分，以恶性肿瘤为多。小儿原发性恶性肝肿瘤中，肝母细胞瘤最常见；良性肿瘤中以错构瘤常见。肝转移瘤以神经母细胞为主，常常是原发瘤很小甚至找不到，但转移瘤却很大。所以，除西医治疗外，尽早运用中医针灸、中药，对病情的康复也有很好的疗效。

取穴：灵骨穴、大白穴、肝灵三穴、上三黄穴、下三皇穴。

治疗：驱邪针法、腹针疗法、八卦针法。

刺络：木灵穴及膝下肝肺区刺络出血（患部不可直接刺络）。

疗程：隔日施针及点刺出血，泄其热火，再调其内脏。

二十、胆囊炎、胆囊息肉、胆囊癌、胆倒症

胆囊癌常与胆囊良性疾患同时存在，最常见是与胆囊结石共存，结石的慢性刺激是重要的致病因素。所以，除西医治疗外，尽早运用中医针灸、中药，对病情的康复也有很好的疗效。

取穴：灵骨穴、大白穴、胆炎穴、明黄穴、其黄穴、木枝穴、火枝穴、中九里穴、手解穴、三重穴。

治疗：洛书针法、驱邪针法、埋线疗法。

疗程：每日施针1次，每月埋线1次，可减轻患者病痛延长其生命。

二十一、胃癌（含胃腺癌）

胃癌，是起源于胃黏膜上皮的恶性肿瘤，胃癌发病有明显的地域性差别，在我国的西北与东部沿海地区胃癌发病率比南方地区明显增高。好发年龄在50岁以上，男女发病率之比为2:1。由于饮食结构的改变、工作压力的增大以及幽门螺杆菌的感染等原因，使得胃癌呈现年轻化倾向。胃癌可发生于胃的任何部位，其中半数以上发生于胃窦部，胃大弯、胃小弯及前后壁均可受累。绝大多数胃癌属于腺癌，早期无明显症状，或出现上腹不适、嗳气等非特异性症状，常与胃炎、胃溃疡等胃慢性疾病症状相似；易被忽略。因此，目前我国胃癌的早期诊断率仍较低。所以，除西医治疗外，应尽早运用中医针灸、中药，对病情的康复有很好的疗效。

取穴：

（1）灵骨穴、大白穴、中白穴、下白穴、门金穴、双灵穴。

（2）虎灵穴、门金穴、四花上穴、上三黄穴。

（3）侧三里穴、外三关穴。

（4）灵骨穴、大白穴、三通穴。

治疗：埋线疗法、络书针法、驱邪针法、九宫刺络疗法。

刺络：膝下胃区刺络再调其五行，效果显著。

疗程：每日或隔日针灸 1 次、每月埋线 1 次，适病情恢复状态刺络。

病例：陈女士，56 岁。胃癌术后。

针方：腹针疗法、埋针疗法、驱邪针法、埋线疗法，取分枝上、分枝下、通关穴、通山穴、通天穴、内关穴、四花上中下穴、外三关穴、胃毛七穴。

中药：活血化瘀，固本培元。

小结：经上述针方治疗 15 次后，食欲增、有精神，经复查一切指标均好，现每周针灸 2 次、每月埋线疗法 1 次。

二十二、胰腺癌

胰腺癌的病因尚不十分清楚。其发生与吸烟、饮酒、高脂肪和高蛋白饮食、过量饮用咖啡、环境污染及遗传因素有关；近年来的调查报告发现糖尿患者群中胰腺癌的发病率明显高于普通人群；也有人注意到慢性胰腺炎患者与胰腺癌的发病存在一定关系，发现慢性胰腺炎患者发生胰腺癌的比例明显增高。另外，还有许多因素与此病的发生有一定关系，如职业、环境、地理等。所以，除西医治疗外，应尽早运用中医针灸、中药，对病情的康复有很好的疗效。

取穴：灵骨穴、大白穴、中白穴、下白穴、脾一穴、脾二穴、脾三穴、三重穴、明黄穴、其黄穴、木全穴、木枝穴、四花上穴、四花中穴。

治疗：驱邪针法、腹针疗法、五门十变法、九宫刺络疗法。

刺络：膝下肺区点刺放血。

疗程：每日施针 1 次，刺络疗法对其癌细胞扩散有独到的效果，可减轻病患痛苦并使其尽早康复。

二十三、胰脏囊肿

胰腺囊肿包括真性囊肿、假性囊肿和囊性肿瘤，由先天或后天因素引起。由于囊肿压迫、囊腔内和（或）胰管高压，患者可出现腹痛、消化系统症状、腹部包块等临床表现，因为胰腺实质的病变，可出现胰腺内外分泌功能不全。真性囊肿包括先天性单纯囊肿、多囊病、皮样囊肿、潴留囊肿等，囊肿内壁覆有上皮。囊性肿瘤有囊性腺瘤和囊性癌。假性囊肿的囊壁为纤维组织构成，不覆有上皮组织，临床上胰腺囊肿以假性囊肿最多见。所以，除西医治疗外，尽早运用中医针灸、中药，也对病情的康复有很好的疗效。

取穴：

（1）灵骨穴、大白穴、中白穴、下白穴、脾三穴、明黄穴。

（2）内关穴、足三里穴、三重穴、中九里穴、门金穴。

治疗：络书针法、驱邪针法、埋线疗法、九宫刺络疗法。

刺络：膝下胃、肺区点刺放血。

疗程：以上疗法效果显著，每日施针1次、待其好转后隔日施针1次或每月埋线1次以巩固疗效。

二十四、大肠癌

大肠癌是常见的恶性肿瘤，包括结肠癌和直肠癌。大肠癌的发病率从高到低依次为直肠、乙状结肠、盲肠、升结肠、降结肠以及横结肠，近年有向近端（右半结肠）发展的趋势。其发病与生活方式、遗传、大肠腺瘤等关系密切。所以，除西医治疗外，尽早运用中医针灸、中药，对病情的康复有很好的疗效。

取穴：

（1）灵骨穴、大白穴、通肠三穴、外三关。

（2）四花中穴、四花外穴点刺放血。

（3）天黄穴、明黄穴、侧三里穴、驷马中穴（另可加针四花下穴、腑肠穴）。

（4）在腑巢穴点刺出血，再针肠门穴、上高穴、下高穴及王氏埋针疗法，疗效好。

（5）通肠穴，配四花外穴、四花里穴、腑巢穴点刺出血，再针足五金穴、足千金穴、三重穴。

治疗：九宫刺络疗法、华佗夹脊针法、埋线疗法、腹针疗法。

刺络：在膝下肺区点刺出血。

疗程：根据病情每日或两日施针1次，每月埋线1次，刺络疗法可抑制癌细胞扩散。

二十五、大肠腺瘤

大肠腺瘤是大肠癌的一种癌前病变，是表现为大肠黏膜上大小不一的突起物可分为有蒂型和广基型。根据组织切片分为管状腺瘤、混合性腺瘤、绒毛状腺瘤，临床上以管状腺瘤最常见，主要表现为便血、腹泻或排便次数增多，且瘤体较大时可出现肠套叠或伴有肠梗阻。所以，除西医治疗外，尽早运用中医针灸、中药，对病情的康复有很好的疗效。

取穴：灵骨穴、大白穴、肠门穴、驷马三穴、三其穴、三重三穴、外三关穴、明黄穴、通肠三穴。自大肠经向小肠经方向皮下横刺，皮下刺与肺经，能治大肠病。

治疗：子午针法、驱邪针法、华佗夹脊针法、腹针疗法。

疗程：每日或隔日选不同的针方施针。

二十六、直肠息肉

直肠息肉泛指直肠黏膜表面向肠腔突出的隆起性病变。直肠息肉多分布在直肠下端，呈圆形，有细长的蒂，大多由黏膜及腺体构成，与肠壁相连接。也有的息肉为广基、无蒂；单发性居多，多发性者占少数。直肠息肉可分为炎性、增生性、腺瘤性和错构瘤性息肉，腺瘤样息肉可以恶性变，但在儿童则少见。直肠息肉是小儿便血的常见原因，部分息肉接近肛管部位生长，便后可脱垂于肛门口。病因目前仍不清楚，腺瘤样息肉可能与环境因素导致基因异常表达有关；增生性息肉或炎性息肉与感染和损伤有关。所以，除西医治疗外，尽早运用中医针灸、中药，对病情的康复有很好的疗效。

取穴：正会穴、灵骨穴、大白穴、通肠一二三穴、三重穴、长强穴、二白穴、门金穴、承山穴，嘴有臭气加针合谷穴配肠门穴。

治疗：五行针法、挑刺疗法、华佗夹脊针法、腹针疗法。

刺络：在后头区点刺放血，能泄大肠、肛门或直肠热。

疗程：根据病情每日施针 1 次或隔日 1 次，1 周后大肠便感舒畅，续疗至症状消除。

二十七、结肠癌

结肠癌是常见的发生于结肠部位的消化道恶性肿瘤，结肠癌与人们食用红肉（如牛肉）有着很大的相关性。好发于直肠与乙状结肠交界处，以40~50岁年龄组发病率最高，男女之比为（2~3）：1。慢性结肠炎患者、结肠息肉患者、发病率占胃肠道肿瘤的第3位，男性肥胖者为易感人群。所以，除西医治疗外，尽早运用中医针灸、中药，对病情的康复有很好的疗效。

取穴：

（1）灵骨穴、大白穴、肠门穴、外三关穴、三重一二三穴。

（2）驷马三穴、姐妹三穴、通肠三穴。

治疗：腕踝针疗法、驱邪针法、腹针疗法、埋针疗法。

刺络：不宜。

疗程：每日施针1次，至病情转好为止。

病例：孙先生，47岁。结肠癌术后。

针方：腕踝针疗法、腹针疗法，取灵骨穴、大白穴、通肠三穴、肠门穴、外三关穴。

小结：经上述针方治疗7次后，患者自感身体轻松舒服，现每月来针灸2次作为保养。

二十八、肠出血

肠出血又称下消化道出血，是指屈氏韧带以下的空肠、回肠、盲肠、阑尾、结肠和直肠内病变的出血，不包括痔和肛裂的出血，占整个消化道出血的20%。是临床中较为常见的一种消化道出血疾病，急性下消化道出血主要表现为便血，可呈鲜红色、暗红色或柏油样，下消化道出血多能自止，但有10%~15%的下消化道出血须急诊处理。根据出血量和速度分为急性出血、显性出血和隐性出血。急性出血出血量都比较大，须紧急处理；显性出血及隐性出血多为慢性、隐匿性，出血量小，可以从容完成各项检查。大部分消化道出血经胃镜和（或）结肠镜检查均能明确病因，但仍有5%患者无法确定原因。所以，除西医治疗外，尽早运用中医针灸、中药，对病情的康复有很好的疗效。

取穴：

（1）三灵穴、三权穴、上俞穴、下俞穴、正阳一穴、正阳二穴、正阳三穴点刺出血，再针三其穴、通肠一二三穴。

（2）四花中穴、四花外穴点刺出血，再针灵骨穴、大白穴、制污穴、姐妹穴、六完穴。

治疗：络书针法、八卦针法、驱邪针法、五门十变法。

疗程：根据病情每日选不同的针方施针 1 次或隔日 1 次。

二十九、直肠炎

广义而言，发生在直肠的炎症均可称为直肠炎。常见的直肠炎主要表现为肛门下坠感、腹泻、里急后重；血便、黏液便或黏液血便。直肠炎轻者仅黏膜发炎，重者炎症累及黏膜下层、肌层，甚至直肠周围组织；有时只是部分直肠受累，有时直肠全部甚或累及肛门。急性直肠炎长期不愈，则变为慢性直肠炎或直肠癌。所以，除西医治疗外，尽早运用中医针灸、中药，对病情的康复有很好的疗效。

取穴：

（1）灵骨穴、大白穴、三其穴、通肠一二三穴。

（2）肠门穴、门金穴、配三重穴、外三关穴。

治疗：洛书针法、五门十变、埋针疗法。

疗程：根据病情每日选不同的针方施针一次或隔日一次

三十、肾癌

肾肿瘤约 95% 是恶性的，良性的很少见。恶性的肾肿瘤依据发病年龄和病理解剖学的特点，可分为两大类型：①幼儿的肾肿瘤：多称为肾胚胎瘤，大多发生在 3 岁以前。据统计，这种肾脏肿瘤占幼儿恶性肿瘤的 20%。②成人的肾肿瘤：常见于 40 岁以上，男性多于女性。发生于肾实质的癌肿称为肾实质癌，发生于肾盂的癌肿称为肾盂癌。所以，除西医治疗外，尽早运用中医针灸、中药，对病情的康复有很好的疗效。

取穴：灵骨穴、大白穴、中白穴、下白穴、天皇穴、地皇穴、人皇穴、通肾穴、腕顺一穴、腕顺二穴、外三关穴。

治疗：五行针法、九宫刺络疗法、腹针疗法、驱邪针法。

刺络：腿部后头区点刺放血。

疗程：每日选不同的针方施针 1 次，忌于患部直接刺络。

三十一、膀胱癌

膀胱肿瘤是泌尿系统中最常见的肿瘤。多数为移行上皮细胞癌。在膀胱侧壁及后壁最多，其次为三角区和顶部，其发生可为多中心。膀胱肿瘤可先后或同时伴有肾盂、输尿管、尿道肿瘤。在国外，膀胱肿瘤的发病率在男性泌尿生殖器肿瘤中仅次于前列腺癌，居第 2 位；在国内则占首位。男性发病率为女性的 3～4 倍，年龄以 50～70 岁为多。本病组织类型上皮性肿瘤占95%，其中超过 90% 系移行上皮细胞癌。所以，除西医治疗外、应尽早运用中医针灸、中药，对病情的康复有很好的疗效。

取穴：

（1）灵骨穴、大白穴、重子穴、重仙穴、外三关穴。

（2）正会穴、前会穴、后会穴、腕顺一穴、腕顺二穴、驷马中穴、肾关穴、通肾穴、三重穴。

治疗：腹针疗法、华佗脊针法、埋线疗法、五行针法。

刺络：在后头区点刺放血。

疗程：患者宜做长期康养，不宜劳累，每日或隔日选不同的针方施针 1次、每月埋线一次。

三十二、睾丸癌（睾丸炎）

睾丸肿瘤是在青年男性中最常见恶性肿瘤，分为原发性和继发性两类。绝大多数为原发性，分为生殖细胞肿瘤和非生殖细胞肿瘤两大类。生殖细胞肿瘤发生于曲细精管的生殖上皮，其中精原细胞瘤最为常见，生长速度较缓慢，预后一般较好；非精原细胞瘤如胚胎癌、畸胎癌、绒毛膜上皮癌等，比较少见，但恶性程度高，较早出现淋巴和血行转移，预后较差。非生殖细胞肿瘤发生于睾丸间质细胞，来源于纤维组织、平滑肌、血管和淋巴组织等睾丸间质细胞；继发性睾丸肿瘤较为罕见。所以，除西医治疗外，尽早运用中医针灸、中药，对病情的康复有很好的疗效。

取穴:

(1) 灵骨穴、大白穴、重子穴、重仙穴、外三关穴、大间穴、小间穴、外间穴、浮间穴。

(2) 天阳穴、地阳穴、人阳穴、沈阴穴、内阴穴、三重穴。

(3) 下三皇穴点刺出血有效、内踝至天皇穴一带点刺,再针内阴穴、沈阳穴、人阳穴。

(4) 食指第二节外侧青筋放血,针天阳穴、地阳穴、人阳穴配下三皇穴,内踝至三阴交穴一带点刺出血。

治疗:头针疗法、驱邪针法、腹针疗法、挑刺疗法。

疗程:根据病情每日或隔日选不同的针方施针。

三十三、子宫癌、子宫肌瘤

子宫癌全名子宫内膜癌,又称宫体癌;发生在子宫内膜上皮,绝大多数为腺癌。是女性生殖系统中常见的癌症,发病率仅次于子宫颈癌,在妇女最常见的癌中排名第四位。多见于 50~60 岁的妇女,常在绝经后发生。近年发病率在世界范围内呈上升趋势,可以转移到身体的许多部位:从子宫向下扩散到子宫颈管,从输卵管向上扩散到卵巢;也可以浸润到子宫周围组织;或通过淋巴系统和血液循环转移到远离子宫的部位。所以,除西医治疗外,尽早运用中医针灸、中药,对病情的康复有很好的疗效。

取穴:

(1) 正会穴、灵骨穴、大白穴、妇科穴(5穴)。

(2) 凤巢穴、凰巢穴加妇科穴,重子穴加重仙穴、火硬穴、火主穴、水晶穴、姐妹穴(3穴)。

(3) 针妇科穴,配妇灵一穴、妇灵二穴、水门穴、水分穴、水香穴。

(4) 针凤巢穴、还巢穴、三重穴有效。

(5) 针姐妹三穴,配木妇穴、门金穴、其门穴、其角穴、其正穴、三重穴。

(6) 针妇科穴,配凤巢穴、凰巢穴、妇灵一穴、妇灵二穴。

(7) 三江穴、腑巢二十三穴放血,针火主穴、火硬穴、木妇穴。

(8) 水晶穴、水仙穴一带青筋放血,针妇科穴、三重穴、灵骨穴。

（9）地皇穴、姐妹三穴、还巢穴，效果良好。

（10）重子穴至重仙穴直线上点刺出血，再针还巢穴、外三关穴配妇科穴，同时下针。

（11）运用五行针法：取肺经——驷马一、二穴为主，因癌、瘤为实症，故取肾经——肾关穴、通肾穴（宜于子经泄），再取肝经—天黄穴。

（12）外三关穴、妇科穴、通肾穴、通天穴（为治疗子宫肌肉瘤特效穴位）。

（13）妇科穴、还巢穴、姐妹三穴、外三关穴、下三皇穴。

治疗：腹针疗法、华佗夹脊针法、埋线疗法、八卦针法。

刺络：膝下外侧肺区，寻血络黑青色之血丝点刺出血。

疗程：每日选不同的针方施针 1 次，每月埋线 1 次。

病例：马女士，47 岁。子宫肌瘤。

针方：八卦针法、华佗夹脊针法，取妇科穴、还巢穴、姐妹三穴、外三关穴、水门穴、水分穴、水香穴、水晶穴。

小结：经上述针方治疗 15 次后，经 B 超复查肌瘤明显回缩。

三十四、卵巢肿瘤

卵巢是女性生殖器官好发肿瘤的器官，卵巢的良性肿瘤占女性生殖器良性肿瘤的 1/4~1/3，可发生于任何年龄，但多见于生育年龄妇女。卵巢肿瘤的组织学类型极为复杂，部分良性肿瘤可发生恶变，可转化为卵巢癌或其他恶性度较高的肿瘤，给该病的根治带来困难。所以，除西医治疗外，尽早运用中医针灸、中药，对病情的康复有很好的疗效。

取穴：灵骨穴、大白穴、妇科穴、三其穴、三重三穴、通肾穴。

治疗：腹针疗法、八卦针法、腕踝针疗法、五行针法。

疗程：每日或隔日选不同的针方施针。

三十五、卵巢囊肿

卵巢肿瘤是女性生殖器常见肿瘤，有各种不同的性质和形态，即一侧性或双侧性、囊性或实性、良性或恶性，其中以囊性多见，有一定的恶性比例。所以，除西医治疗外，尽早运用中医针灸、中药，对病情的康复有很好的疗效。

取穴：灵骨穴、大白穴、中白穴、下白穴、三重三穴、外三关穴、妇科穴、姐妹三穴。

治疗：络书针法、腹针疗法、埋针疗法、挑刺疗法。

疗程：每日施针1次，每月埋线1次、瘤状小者，2周内消失。

三十六、子宫肉瘤

子宫肉瘤是一组起源于子宫平滑肌组织、子宫间质、子宫内组织或子宫外组织的恶性肿瘤。组织学起源多是子宫肌层，亦可是肌层内结缔组织或子宫内膜的结缔组织。多见于30~50岁的妇女，肉瘤可见于子宫各个部位，宫体部远较宫颈部常见，约为15∶1。子宫肉瘤占子宫恶性肿瘤的2%~5%，好发年龄为50岁左右，而宫颈葡萄状肉瘤多见于幼女。因早期无特异症状，故术前诊断率仅30%~39%。所以，除西医治疗外，尽早运用中医针灸、中药，对病情的康复有很好的疗效。

取穴：灵骨穴、大白穴、中白穴、下白穴、李白穴、云白穴、子宫穴、外三关穴。

治疗：腹针疗法、驱邪针法、埋针疗法、五行针法。

疗程：每日或隔日施针，两周内病情会有明显好转。

三十七、子宫颈癌

宫颈癌是最常见的妇科恶性肿瘤。原位癌高发年龄为30~35岁，浸润癌为45~55岁，近年来其发病有年轻化的趋势。近几十年宫颈细胞学筛查的普遍应用，使宫颈癌和癌前病变得以早期发现和治疗，宫颈癌的发病率和死亡率已有明显下降。所以，除西医治疗外，尽早运用中医针灸、中药，对病情的康复有很好的疗效。

取穴：

(1) 络书针法配子宫穴、灵骨穴、大白穴、外三关穴，妇科穴，结合膝下外侧肺区寻找怒张的血络或皮肤暗紫处，点刺放血。

(2) 正会穴、通肾穴、通背穴、云白穴、李白穴、妇科穴，姐妹三穴。

治疗：驱邪针法、八卦针法、腹针疗法、埋针疗法。

疗程：癌症须耐心地做长期疗程，以上治疗穴对妇人血室虚弱、子宫颈瘤、囊肿有抑制之效，每日或隔日选不同的针方施针 1 次。

三十八、卵巢癌

卵巢癌是卵巢肿瘤的一种恶性肿瘤，是指生长在卵巢上的恶性肿瘤，其中 90%～95% 为卵巢原发性的癌，另外 5%～10% 为其他部位原发的癌转移到卵巢。由于卵巢癌早期缺少症状，即使有症状也不特异，筛查的作用又有限，因此早期诊断比较困难，就诊时 60%～70% 已为晚期，而晚期病例又疗效不佳。因此，虽然卵巢癌的发病率低于宫颈癌和子宫内膜癌居妇科恶性肿瘤的第三位，但死亡率却超过宫颈癌及子宫内膜癌之和，高居妇科癌症首位，是严重威胁妇女健康的最大疾患。所以，除西医治疗外，尽早运用中医针灸、中药，对病情的康复有很好的疗效。

取穴：

（1）灵骨穴、大白穴、妇科穴、还巢穴、三重穴、外三关穴。

（2）大小中外浮间穴、姐妹三穴、海豹穴、木妇穴。

治疗：八卦针法、腕踝针法、腹针疗法、华佗夹脊针法。

疗程：每日施针 1 次至病情转好为止。

三十九、卵巢肿疡、子宫肌肉肿、结核性腹膜炎、腹腔积水

取穴：灵骨穴、大白穴、妇科穴、外三关穴、姐妹三穴、明黄穴、驷马中穴、通肾穴、肾关穴、制污穴。

治疗：驱邪针法、五门十变法、腹针疗法、洛书针法。

疗程：每日或隔日选不同的针方施针。

四十、骨癌

骨癌中最常见的就是骨肉肿，十二三岁身体开始急速发育的时期最容易发生骨癌，受侵害的部位会发肿，有时会被误认是肌肉分裂或脱臼。所以，除西医治疗外、应尽早运用中医针灸、中药，对病情的康复有很好的疗效。

取穴：

（1）灵骨穴、大白穴、中白穴、下白穴、通肾穴、外三关穴。

（2）肾关穴、地皇穴、人皇穴、驷马上穴、驷马中穴、驷马下穴。

治疗：驱邪针法、挑刺疗法、腹针疗法、五门十变法。

刺络：在患部周边血络中点刺出血（不宜患部直接刺络）。

疗程：每日施针1次，2周内便可使病情转危为安。

四十一、骨骼的恶性肿瘤

骨肿瘤是发生于骨骼或其附属组织的肿瘤。有良性、恶性之分，良性骨肿瘤易根治，预后良好；恶性骨肿瘤发展迅速，预后不佳，死亡率高。恶性骨肿瘤分为原发性和继发性。从体内其他组织或器官的恶性肿瘤经血液循环、淋巴系统转移至骨骼为继发性恶性骨肿瘤。还有一类病损瘤样病变，肿瘤样病变的组织不具有肿瘤细胞形态的特点，但其生态和行为都具有肿瘤的破坏性，一般较局限，易根治。所以，除西医治疗外，尽早运用中医针灸、中药，对病情的康复有很好的疗效。

取穴：正会穴、灵骨穴、大白穴、外三关穴、驷马一穴、驷马二穴、驷马三穴、天皇穴、肾关穴、地皇穴、人皇穴。

治疗：华佗夹脊针法、五行针法、八卦针法、埋针疗法。

刺络：骨骼上的恶性肿瘤，不宜直接在患部刺络，须在膝下心、肺区点刺出恶血或血络中之浊血刺络。

疗程：先以刺络法出污血，再施针调合其五脏。

四十二、骨瘤

骨瘤，中医病名。骨瘤是以肿块坚硬如石，紧贴于骨，推之不移为主要表现的肿瘤性疾病，骨瘤为良性骨肿瘤，好发于青少年。95%以上发生在颅骨和鼻副窦内。发生在颅骨外板者，局部有坚硬无痛之肿块隆起。发生在颅骨内板或鼻副窦者，可能有相应的压迫症状，如眩晕、头痛等，骨瘤很少恶变。所以，除西医治疗外，尽早运用中医针灸、中药，对病情的康复有很好的疗效。

取穴：灵骨穴、大白穴、驷马上穴、驷马中穴、驷马下穴、外三关穴、通肾穴、肾关穴、人皇穴。

治疗：驱邪针法、九宫刺络疗法、埋针疗法。

刺络：早期发现可在患部直接点刺放血（7~15次），骨瘤渐渐消失。疗程：两日施针 1 次、每周刺络 1 次。

四十三、软骨瘤

软骨瘤病因至今不明，可能与骨损伤、慢性感染、放射性刺激、遗传及骨发育过程方向转位等因素有关。所以，除西医治疗外，尽早运用中医针灸、中药，对病情的康复有很好的疗效。

取穴：

(1) 灵骨穴、大白穴、中白穴、下白穴、复原穴、驷马上穴、驷马中穴、驷马下穴。

(2) 骨关穴、木骨穴、三重穴、肾关穴、地皇穴、人皇穴。

治疗：腕踝针疗法、八卦针法、浮针疗法、挑刺疗法。

刺络：软骨瘤较迅速的治疗法，于患部用三棱针刺络出恶血，连续数次，效果显著。

疗程：两日施针 1 次、每周刺络 1 次疗效好。

四十四、骨肉瘤

骨肉瘤是骨恶性肿瘤中最多见的一种，是从间质细胞系发展而来，肿瘤迅速生长是由于肿瘤经软骨阶段直接或间接形成肿瘤骨样组织和骨组织。下肢负重骨在外界因素（如病毒）的作用下，使细胞突变，可能与骨肉瘤形成有关。典型的骨肉瘤源于骨内，另一与此完全不同类型的是与骨皮质并列的骨肉瘤，源于骨外膜和附近的结缔组织，后者较少见，预后稍好。所以，除西医治疗外，尽早运用中医针灸、中药，对病情的康复有很好的疗效。

取穴：灵骨穴、大白穴、中白穴、下白穴、脾一穴、脾二穴、驷马中穴、肾关穴、火硬穴。

治疗：五行针法、驱邪针法、九宫刺络针法、五门十变法。

刺络：采患部周围血络大量放血，可控制瘤肿大，肿部亦慢慢消除。

疗程：每日施针 1 次，先作刺络疗法，再调其内脏五行至症状渐消。

四十五、骨囊肿

骨囊肿是骨的瘤样病变，又名孤立性骨囊肿。囊壁为一层纤维包膜，囊内为黄色或褐色液体，是局部性纤骨炎的一个症状，10~15岁少年人的胫骨、大腿骨、上腕骨比较靠近骨端的部分容易发生，骨囊肿是良性的，患者在稍为受到一些撞击，在患有骨囊肿的部位，就会发生骨折，中医针灸、中药结合预后良好。

取穴：灵骨穴、大白穴、驷马三穴、下三皇穴、三重穴、肾关穴、明黄穴。埋针疗法、驱邪针法、五行针法、八卦针法。

刺络：骨囊肿一般患部瘀血多，经多次点刺出恶血，效果很好。

疗程：以刺络去瘀血，再每日根据病情选不同的针方，施针一次调其五行补其正气。

四十六、骨骼胀大

取穴：灵骨穴、大白穴、骨关穴、木关穴、四花中穴、四花下穴、腑肠穴、上三黄穴、三重穴、火硬穴、火主穴。

治疗：腕踝针疗法、华佗夹脊针法、挑刺疗法、五行针法。

疗程：根据病情每日或隔日选不同的针方施针。

四十七、消骨头胀大

取穴：灵骨穴、大白穴、三叉三穴、复原穴、四花副穴、四花中穴、四花下穴（削骨针）、三重穴、上三黄。

治疗：腕踝针疗法、驱邪针法、络书针法。

疗程：根据病情每日或隔日选不同的针方施针。

四十八、四肢骨肿、四肢骨痛

取穴：灵骨穴、大白穴、五虎穴、复原穴、三重穴、七虎穴、腕顺一穴、腕顺二穴、鼻翼穴。

治疗：五行针法、驱邪针法、埋针疗法。

疗程：根据病情每日或隔日选不同的针方施针。

四十九、骨结核

骨结核是由结核杆菌侵入骨或关节而引起的破坏性病变。发病部位多数在负重大、活动多、容易发生劳损的骨或关节。最好发部位是脊柱，其次是髋、膝、足、肘、手等。所以，除西医治疗外，尽早运用中医针灸、中药，对病情的康复有很好的疗效。

取穴：后会穴、灵骨穴、大白穴、削骨三穴、三重穴、肾关穴。

治疗：驱邪针法、洛书针法、埋针疗法。

疗程：根据病情每日或隔日施针。

五十、大趾生瘤

取穴：灵骨穴、大白穴、五虎穴、天皇穴，通肾穴、外三关穴。

治疗：驱邪针法、挑刺疗法、五行针法。

疗程：根据病情每日或隔日施针。

五十一、白血病、白细胞过多（血癌）

白血病是造血组织的恶性疾病，又称"血癌"。其特点是骨髓及其他造血组织中有大量白血病细胞无限制地增生，并进入外周血液，而正常血细胞的制造被明显抑制，该病居年轻人恶性疾病中的首位，病因至今仍不完全清楚，病毒可能是主要的致病因子，但还有许多因素如放射、化学毒物（苯等）或药物、遗传素质等可能是致病的辅因子。根据白血病细胞不成熟的程度和白血病的自然病程，分为急性和慢性两大类。所以，除西医治疗外，尽早运用中医针灸、中药，对病情的康复有很好的疗效。

取穴：

（1）灵骨穴、大白穴、虎灵穴、上三黄穴、木斗穴、木留穴、下三皇穴、火全穴、火枝穴。

（2）可针上三黄穴其中的两穴，并旁取土昌穴成三角形倒马之指挥针法。

（3）上三黄穴、土灵穴，配合背部各相关反应点针刺。

治疗：八卦针法、驱邪针法、五行针法、挑刺疗法。

疗程：根据病情每日或隔日施针。

五十二、白细胞增多症

白细胞是血液中一类细胞的总称，主要包括单核细胞、淋巴细胞、中性粒细胞。白细胞的正常值是（4~10）×10^9/L，高于这个范围称为白细胞增多。许多生理因素可以引起白细胞总数增加。比如：剧烈运动；体力劳动；冬季长时间暴露于冷空气后；饱餐、淋浴后也常有白细胞数轻微增高。生理性白细胞数增高还见于月经期、排卵期，情绪紧张、饥饿、低血糖等。但生理性白细胞数增多是暂时的，去除影响因素很快恢复正常。可能是各种生理因素刺激时，体内儿茶酚胺分泌增多，导致边缘白细胞进入循环所致。所以除西医治疗外，尽早运用中医针灸、中药，对病情的康复有很好的疗效。

取穴：上三黄穴配十四经五里穴治白细胞增多症。

治疗：八卦针法、腹针疗法、埋针疗法、华佗夹脊针法。

操规：

（1）产生白斑者效果差。

（2）有明显肿现象者效果明显。

（3）针具尤其要经过消毒，以避免发炎。

（4）每次以针一组穴为原则。

（5）出针时速度需愈慢愈好，以免出血。

疗程：根据病情每日或隔日施针。

病例：陈女士，57岁。患此症，每日高热头痛、浑身无力，笔者用上述方法将其治愈，这么多年笔者用上述方法治愈白细胞增多病患数人。

五十三、白细胞减少

白细胞是一类有核的血细胞。正常人的血细胞数目是4000~10 000/μL（微升），每日不同的时间和机体不同的功能状态下，白细胞在血液中的数目是有较大范围变化的。当每微升超过10 000个时，称为白细胞增多；而每微升少于4000个时，则称为白细胞减少。机体有炎症（即发炎）时会出现白细胞增多；白细胞减少可有遗传性、家族性、获得性等。其中获得性占多数。药物、放射线、感染、毒素等均可使粒细胞减少，药物引起者最常见。避免用药是要避免因为药而产生的白细胞减少。白细胞减少症，是指周围白细胞计数持续下降所引起的一组症状。典型表现为头晕、乏力，肢体酸软，食欲减退，精神萎靡、低热，属祖国医学"虚劳"范畴。中医治疗白细胞减少症采用中医针灸、结合中药，益气养血，补肾益精，健脾养胃诸法。

取穴：

（1）虎灵穴、中白穴、下白穴、土昌穴、木黄穴、木枝穴。

（2）灵骨穴、大白穴、肝门穴、土灵穴、其黄穴、三重穴。

治疗：腹针疗法、驱邪针法、五行针法、埋针疗法。

疗程：根据病情每日或隔日选不同的针方施针。

五十四、急性白血病

急性白血病是造血干细胞的恶性克隆性疾病，发病时骨髓中异常的原始细胞及幼稚细胞（白血病细胞）大量增殖，蓄积于骨髓并抑制正常造血，广泛浸润肝、脾、淋巴结等髓外脏器。表现为贫血、出血、感染和浸润等征象。根据受累的细胞类型，AL 通常可以分为急性淋巴细胞白血病和急性髓细胞白血病两大类。我国 AML 的发病率约为 1.62/10 万，而 ALL 则约为 0.69/10万。成人以 AML 多见，儿童以 ALL 多见。急性白血病若不经特殊治疗，平均生存期仅 3 个月左右，短者甚至在诊断数天后即死亡。经过现代治疗、配合中医针灸、结合中药，已有不少患者获得病情缓解以至长期存活，甚至获得治愈。

取穴：灵骨穴、大白穴、上三黄穴、脾一穴、土昌穴、土灵穴、木留穴、人皇穴。

治疗：腕踝针疗法、洛书针法、华佗夹脊疗法、五门十变法。

疗程：以上治疗穴每日施针 1 次，使其内脏及血液循环正常，加以食物营养及中药为辅助，病情可周内改善。

五十五、红细胞减少（再生障碍性贫血）

红细胞减少症，又名再生障碍性贫血再障（免疫相关性全血细胞减少症例外）。全血细胞减少症又名再生障碍性贫血（再障），是骨髓造血功能衰竭所导致的一种全血减少综合征。所以，除西医治疗外，尽早运用中医针灸、中药，对病情的康复有很好的疗效。

取穴：灵骨穴、大白穴、虎灵穴、肝门穴、上三黄穴、木斗穴、木留穴。

治疗：华佗夹脊针法、五行针法、五门十变法、络书针法。

疗程：根据病情每日或隔日施针。

五十六、静脉瘤

静脉瘤并不是肿瘤，是血管的一种病变，类似于静脉曲张等疾病，静脉瘤是局部的血管隆起，形成一种瘤状的结构，从而被称为静脉瘤。本病除西医治疗外，尽早运用中医针灸、中药，对病情的康复有很好的疗效。

操规：

（1）在静脉瘤的上下静脉刺血。

（2）在静脉瘤结处点刺放血。

（3）刺血后可针太渊穴、太冲穴、内关穴等与血脉有关的穴位。

（4）局部点刺出血，配合针上三黄穴，有效。

（5）于静脉瘤上点刺放血。

治疗：挑刺疗法、九宫刺络疗法、腹针疗法、驱邪针法。

疗程：根据病情每周或隔周施针。

五十七、小儿血管瘤

小儿血管瘤是由于胚胎时期的血管发育障碍，毛细血管内皮细胞不断增殖、毛细血管扩张增生形成的。脉管畸形是由于先天的血管发育畸形，造成局部静脉、淋巴管屈曲扩张而形成的。所以，除西医治疗外，尽早运用中医针灸、中药，对病情的恢复有很好的疗效。

取穴：虎灵穴、上曲穴、下曲穴、七里穴、驷马上穴、驷马中穴、驷马下穴、三重穴。

治疗：腹针疗法、驱邪针法、腕踝针疗法、浮针疗法。

刺络：可在患部直接点刺出恶血。

疗程：每2日选上述不同穴位施针，每周刺络1次，3~5次后病情渐次消失，效果极为明显。

五十八、脂肪瘤

脂肪瘤的病因目前并没有完全明确，可能与炎症刺激结缔组织变性、脂肪组织代谢异常和障碍、脑垂体前叶性腺激素水平分泌异常、先天性发育不良、肠道营养不良等因素有关。约 1/3 多发性脂肪瘤患者可有家族史。人体内有一种"脂肪瘤致瘤因子"，正常情况下，这种致瘤因子处于一种失活状态（无活性状态），不会发病，但在各种内外环境的诱因影响作用下，这种脂肪瘤致瘤因子处于活跃状态，具有一定的活性，在机体抵抗力下降时，机体内的淋巴细胞、单核吞噬细胞等免疫细胞对致瘤因子的监控能力下降，再加上体内的内环境改变、慢性炎症刺激、全身脂肪代谢异常等诱因条件下，脂肪瘤致瘤因子活性进一步增强与机体的正常细胞中某些基因片段结合，形成基因异常突变，使正常脂肪细胞与周围组织细胞发生一种异常增生现象，导致脂肪组织沉积，并向体表或各个内脏器官突出的肿块，即脂肪瘤。所以，除西医方法的治疗外，尽早运用中医针灸、中药，对病情的康复有很好的疗效。

取穴：

（1）灵骨穴、大白穴、上三黄穴、外三关穴、三重穴。

（2）四花外穴刺络及患部点刺放出液体让脂肪流出。

治疗：驱邪针法、九宫刺络疗法、五行针法、埋针疗法。

疗程：上述治疗穴，每日施针 1 次，每周刺络 1 次。

病例：叶女士，57 岁。腿部多处脂肪瘤。

针方：驱邪针法，取灵骨穴、大白穴、外三关穴、三重穴，九宫刺络疗法。

小结：叶女士经上述针方治疗 3 个疗程，每个疗程都会有不同的变化，3 个疗程后腿部的脂肪瘤均有不同程度的回缩和消失，患者很是高兴。

注解：笔者多年临床上述，均根据脉象及肿瘤的大小病位、配合中药固本培元、活血化瘀、软坚散结，再依据患者不同的病情症状，结合几种针法：头针、耳针、腹针、眼针、舌针、八卦针法、洛书针法、子午针法、五行针法、五门十变法、鬼门十三针、5 维全息疗法、穴位埋线疗法、九宫刺络疗法、挑刺疗法、提拉针法、浮针疗法、董氏奇穴、华佗夹脊针法、扁鹊夹胸针法、腕踝针疗法，埋针疗法，会起到事半功倍之效。

第三章 综合性中医针灸疗法

　　针灸起源于中国，具有悠久的历史。传说针灸起源于三皇五帝时期，相传伏羲发明了针灸，他"尝百药而制九针"（东汉医学家皇甫谧记载于《帝王世纪》）。而据古代文献《山海经》和《黄帝内经》，有用"石镵"刺破痈肿的记载，以及《孟子》："七年之病，求三年之艾"的说法，再根据如今在我国各地所挖出的历史文物来考证，"针灸疗法"的起源就在石器时代。当时人们发生某些病痛或不适的时候，不自觉地用手按摩、捶拍，以至用尖锐的石器按压疼痛不适的部位，而使原有的症状减轻或消失，最早的针具：砭石也呢之而生，随着古人智慧和社会生产力的不断发展，针具逐渐发展成青铜针、铁针、金针、银针，直到如今用的不锈钢针。相传，华夏文明的始祖伏羲是中医针灸的发明人。伏羲氏不仅画八卦，结绳为网，教民田猎，而且"尝百药而制九针"（东汉皇甫谧记载于《帝王世纪》）、"尝草制砭"（南宋罗泌记载于《路史》）。砭就是砭石，即华夏民族最早的针灸。针灸治疗方法是在漫长的历史过程中形成的，其学术思想也随着临床医学经验的积累渐渐完善。1973年长沙马王堆三号墓出土的医学帛书中有《足臂十一脉灸经》和《阴阳十一脉灸经》，论述了十一条脉的循行分布、病候表现和灸法治疗等，已形成了完整的经络系统。《黄帝内经》是现存的中医文献中最早而且完整的中医经典著作，已经形成了完整的经络系统，即有十二经脉、十五络脉、十二经筋、十二经别以及与经脉系统相关的标本、根结、气街、四海等，并对腧穴、针灸方法、针刺适应证和禁忌证等也做了详细的论述，尤其是《灵枢经》所记载的针灸理论更为丰富而系统，所以《灵枢》是针灸学术的第一次总结，其主要内容至今仍是针灸学核心内容，故《灵枢》称为《针经》。继《黄帝内经》之后，战国时代的神医扁鹊所著《难经》对针灸学说进行了补充和完善。

　　晋代医学家皇甫谧潜心钻研《黄帝内经》等著作，撰写成《针灸甲乙经》，书中全面论述了脏腑经络学说，发展并确定了349个穴位，并对其位置、主治、操作进行了论述，同时介绍了针灸方法及常见病的治疗，是针灸学术的第二次总结。

唐宋时期，随着经济文化的繁荣昌盛，针灸学术也有很大的发展，唐代医学家孙思邈在其著作《备急千金要方》中绘制了彩色的明堂三人图，并提出阿是穴的取法及应用。到了宋代，著名针灸学家王惟一编撰了《铜人腧穴针灸图经》，考证了354个腧穴，并将全书刻于石碑上供学习者参抄拓印，他还铸造了2具铜人模型，外刻经络腧穴，内置脏腑，作为针灸教学的直观教具和考核针灸医生之用，促进了针灸学术的发展。

元代滑伯仁所著的《十四经发挥》，首次将十二经脉与任、督二脉合称为十四经脉，对后人研究经脉很有裨益。

明代是针灸学术发展的鼎盛时期，名医辈出，针灸理论研究逐渐深化，也出现了大量的针灸专著，如《针灸大全》《针灸聚英》《针灸四书》，特别是杨继洲所著的《针灸大成》，汇集了明以前的针灸著作，总结了临床经验，内容丰富，是后世学习针灸的重要参考书，是针灸学术的第三次总结。

清初至民国时期，针灸医学由兴盛逐渐走向衰退。1742年吴谦等撰《医宗金鉴》，其《医宗金鉴·刺灸心法要诀》不仅继承了历代前贤针灸要旨，并且加以发扬光大，通篇歌图并茂，自乾隆14年以后（1749年）定为清太医院医学生必修内容。清代后期，道光皇帝为首的封建统治者以"针刺火灸，究非奉君之所宜"的荒谬理由，悍然下令禁止太医院用针灸治病。1840年鸦片战争后帝国主义入侵中国，加之当时的统治者极力歧视和消灭中医，针灸更加受到了摧残。尽管如此，由于针灸治病深得人心，故在民间仍广为流传。针灸名医李学川于1817年写出《针灸逢源》，强调辨证取穴、针药并重，并完整地列出了361个经穴，其仍为今之针灸学教材所取用。民国时期政府曾下令废止中医，许多针灸医生为保存和发展针灸学术这一祖国医学文化的瑰宝，成立了针灸学社，编印针灸书刊，开展针灸函授教学等，近代著名针灸学家承淡安先生为振兴针灸学术做出了毕生贡献。在此时期，中国共产党领导下的革命根据地，明确提倡西医学习和应用针灸治病，在延安的白求恩国际和平医院开设针灸门诊，开创了针灸正式进入综合性医院的先河。

中华人民共和国成立以来，十分重视继承发扬祖国医学遗产，制定了中医政策，并采取了一系列措施发展中医事业，使针灸医学得到了前所未有的普及和提高。20世纪50年代初期，率先成立了原卫生部针灸疗法实验所，即中国中医研究院针灸研究所的前身。随之，全国各地相继成立了针灸的研究、医疗、教学机构，从此以后《针灸学》列入了中医院校学生的必修课，绝大多数中医院校开设了针灸专业，针灸人才辈出。40多年来在继承的基础上翻印、点校、注释了一大批古代针灸书籍，结合现代医家的临床经验和科研成就，出版了大量的针灸学术专著和论文，还成立了中国针灸学会，学术交流十分活跃，并在针刺镇痛的基础上创立了"针刺麻醉"。针灸的研究工作也不单纯在文献的整理，还对其治病的临床疗效进行了系统观察，并对经络理论、针刺镇痛的机制、穴位特异性、刺法灸法的高速功能等，结合现代生理学、解剖学、组织学、生化学、免疫学、分子生物学，以及声、光、电、磁等边缘学科中的新技术进行了实验研究。临床实践证实了针灸对内、外、妇、儿、骨伤、五官科等多种病症的治疗均有较好的效果。

针灸是一门古老而神奇的科学。早在6世纪，中国的针灸学术便开始传播到国外。在亚洲、西欧、东欧、拉美等已有120余个国家和地区应用针灸术为本国人民治病，不少国家还先后成立了针灸学术团体、针灸教育机构和研究机构，著名的巴黎大学医学院就开设有针灸课。据报道，针灸治疗有效的病种达307种，其中效果显著的就有100余种。1980年，联合国世界卫生组织提出了43种推荐针灸治疗的适应证。1987年，世界针灸联合会在北京正式成立，针灸作为世界通行医学的地位在世界医林中得以确立。针灸是一种中国特有的理疗疾病的手段，它是一种"内病外治"的医术，是通过经络、腧穴的传导作用，以及应用一定的操作手法，来康复理疗全身的疾病。

综合性中医针灸疗法是由脉法、头针、耳针、腹针、眼针、八卦针法、洛书针法、子午针法、五门十变法、舌针、穴位埋线疗法、九宫刺络疗法、5维全息疗法、董氏奇穴、挑刺疗法、提拉针法、浮针疗法、华佗夹脊针法、扁鹊夹胸针法、腕踝针疗法、埋针疗法组成的集诊断、治疗于一体的疗法。是几千年中医前辈的经验和笔者家族几代人的承传，不断总结经验，取其精华融汇而成，因它将诊断和多种针法配合运用、其适应证非常广泛，尤其是对中西药物久治不愈的许多慢性病、疑难病、肿瘤、中风、颈肩腰腿病、前列腺、妇科病、糖尿病、高血压等，往往获得意想不到的神奇疗效，所起到的治疗作用相当于普通针灸数十倍的效果，其中对某些肿瘤及疑难病具有速效、长效、特效的优势，是经得起实践检验的综合性针灸疗法。

一、综合性中医针灸疗法的组成

1. 脉法

是在传统脉象学的基础上结合现代医学的解剖学，经过几代人的临床总结、创新的一种五位脉法（脉位、脉层、脉象、脉势、脉显）。

2. 头针

（1）体位：取坐位或卧位，依不同疾病选定刺激穴区，单侧肢体疾病，选用对侧刺激区；双侧肢体疾病，选用双侧刺激区；并可选用有关刺激区配合治疗。局部常规消毒。

（2）进针：一般选用 28~30 号 1.5~2 寸长的不锈钢毫针。针与头皮呈 30°左右快速将针刺入头皮下，当针达到帽状腱膜下层时，指下感到阻力减小，然后使针与头皮平行继续捻转进针，根据不同穴区可刺入 0.5~1 寸，然后运针。

（3）运针：头针之运针只捻转不提插，为使针的深度固定不变及捻针方便起见，一般以拇指掌侧面与食指桡侧面夹持针柄，以食指的掌指关节快速连续屈伸，使针身左右旋转，捻转速度每分钟可达 200 次左右，进针后持续捻转 2~3 分钟，留针 5~10 分钟，反复操作 2~3 次即可起针，偏瘫患者留针期间嘱其活动肢体（重症患者可做被动运动），加强肢体的功能锻炼。起针时，如针下无沉紧感，可快速抽拔出针，也可缓缓出针，起针后用消毒干棉球按压针孔片刻，以防止出血。

3. 耳针

耳针一般采用 0.5 寸的短柄毫针，常规消毒后，用左手固定耳郭，右手持针对准所选定的耳穴敏感点进针。进针深度应以耳郭局部的厚薄而定，一般刺入皮肤 2~3 分钟，以透过软骨但不穿透对侧皮肤为度。留针期间可间隔捻转数次以加强刺激。

4. 腹针

腹针针刺手法，进针时应避开神经、血管，根据处方的要求，按照顺序进行针刺。

（1）进针，准确度量，确定穴位后，采用套管针，快速弹入皮下。针刺深度：浅刺—皮下；中刺—脂肪层；深刺—肌层。

（2）行针，①缓慢捻转不提插1~2分钟。②轻捻转慢提插1~2分钟。

（3）出针，留针30分钟后出针，出针时按进针顺序缓慢捻转出针。

5. 眼针

（1）眼针进针要稳、准、快。一手持针，另一手按住眼睑，把眼睑紧压在手指下面，右手拇食二指持针迅速准确刺入。在眶外的穴位均距离眼眶2毫米，眶上四穴在眉毛下际，眶下四穴与眼睑相接。

（2）快速刺入以后，不用提插、捻转、开合任何手法。刺入以后患者感觉有麻酸胀痛或温热、清凉等感觉直达病所，是得气现象。如未得气，可以把针提出1/3改换一个方向再刺入。或用手刮针柄，或用双刺法。

（3）起针时用右手二指捏住针柄活动几下，缓缓拔出1/2，少停几秒钟再慢慢提出，急用干棉球压迫针孔片时，或交给患者自己按压一会儿。

6. 八卦针法

运用先天、后天八卦及中医理论，多年总结创新的疗法。

7. 洛书针法

运用洛书、经络、中医理论，经多年总结和创新的疗法。

8. 子午针法

运用子午流注理论、中医理论，经络学说根据时间的不同选择用针的疗法。

9. 五门十变法

运用五门十变法的理论结合经络学说、易理，再推算出的穴位施针的疗法。

10. 舌针

在原有的舌针基础上创新、运用全息理论及中医上中下三焦的辨证施治的疗法。

11. 穴位埋线疗法

运用中医经络学说、在特定的穴位上埋入蛋白线，以达到保健治疗的综合性疗法（已申请专利）。

12. 九宫刺络疗法

运用中医九宫理论创新，在特定的区域刺络的疗法。

13. 5 维全息疗法

"5 维全息疗法"是以中医为基础，依据全息理论结合 1 维，针灸疗法；2 维，火龙疗法；3 维，透皮给药疗法；4 维，刮痧疗法；5 维，子午流注疗法，进行多维、全方位的综合调理补益，从而激活人体细胞活性，调节神经、阴阳平衡，疏通经络，活血化瘀，祛腐生新，对机体无毒副作用，并可修复增强机体免疫系统，恢复机体健康的疗法。

14. 董氏奇穴

董氏奇穴既源于传统的经络系统和针灸方法，又有所创新，独具特色，是目前行之有效的众多针法中的新体系，具有重要的研究和推广价值。

董氏奇穴是祖国中医针灸的重要组成部分，是中华民族优秀文化的瑰宝，也是全人类的共同财富，历经各代医家的不断补充和完善，在中华民族的繁衍过程中具有重要的医疗和保健价值。如今中医事业出现了前所未有的繁荣景象；随着现代科技的日新月异，这门传统的学科也在不断地吸收着新的知识，因此董氏奇穴已形成了较完整的理论体系，尤其是近年来，董氏奇穴已经作为祖国医学的代表，首先走出国门并为世界上大部分国家和地区所接受，成为世界医学的组成部分，董氏奇穴在国内外风行的原因，就是疗效显著，易学、易懂、易记、易用。

15. 挑刺疗法

运用中医经络学说，在特定的经络穴位上进行循经挑刺的方法。

16. 提拉针法

中医针灸滞针提拉疗法，在治疗面瘫时所用的特殊针法。

17. 浮针疗法

在原有的浮针基础上，多年总结创新的疗法。

18. 华佗夹脊针法

在原有的华佗夹脊针法基础上，多年总结创新的疗法。

19. 扁鹊夹胸针法

在原有的扁鹊夹胸针法基础上，多年总结创新的疗法。

20. 腕踝针疗法

在原有的腕踝针基础上，多年总结创新的疗法。

21. 埋针疗法

依据中医经络学说、经几代人的总结验证，针灸针在特定的经络穴位留置 24 小时，有长效止痛和综合治疗的效果。

二、综合性中医针灸疗法的特点

（1）诊断清晰、操作准确、针具简单、取穴少、用穴准、敏捷方便。

（2）调和阴阳，针灸调和阴阳的作用主要是通过经穴配伍和针刺手法完成的，运用针灸方法调节阴阳的偏盛、偏衰，使机体转归于阴平阳秘的状态，从而达到治愈疾病的目的。

（3）疏通经络，经络不通则气血运行受阻，主要表现为疼痛、麻木等，针灸治疗主要是通过经络腧穴和针灸手法的作用，使经络通畅，促使气血的正常运行，达到治疗疾病的目的。

（4）扶正祛邪，针灸治病就在于其能够发挥扶正祛邪的作用，运用针灸手法的补法，选配一定的腧穴，可以起到扶正的作用；运用针灸手法的泻法，选配一定的腧穴，可以起到祛邪的作用。

（5）针灸疗法对身体无副作用，完全绿色健康，治疗效果明显。

（6）将传统中医与现代临床实践相结合。其历经百年，在保留传统中医针法的基础上，经几代传承后得以精进，结合当代病历，丰富了中医针法的内容，成为中医传承与发展的实践者。

（7）费用低、见效快。以"不开刀、不吃药、康复快、花钱少"的特色治疗大部分疾病，深受广大患者的欢迎。

（8）针灸在止痛和活血化瘀方面有良好的效果，在形成、应用和发展的过程中，具有鲜明的中华民族文化与地域特征，是基于中华民族文化和科学传统产生的宝贵遗产。

三、综合性中医针灸疗法的禁忌证

（1）过于疲劳、精神高度紧张、饥饿者不宜针刺；年老体弱者针刺时应尽量采取卧位，取穴宜少，手法宜轻。

（2）对于怀孕妇女针刺手法不宜过猛，腹部、腰骶部及能引起子宫收缩的穴位如：灵骨穴、大白穴、火硬穴、合谷穴、三阴交穴、昆仑穴、至阴穴等禁止针灸。

（3）小儿因不配合，一般不留针。婴幼儿囟门部及风府穴、哑门穴等穴禁针。

（4）有出血性疾病的患者，或常有自发性出血，损伤后不易止血者，不宜针刺。

（5）皮肤感染、溃疡、瘢痕和肿瘤部位不宜针刺。

（6）眼区、胸背、肺区、肾区、肝区、项部，胃溃疡、肠粘连、肠梗阻患者的腹部，尿潴留患者的耻骨联合区针刺时应掌握深度和角度，禁用直刺，防止误伤重要脏器。

四、综合性中医针灸疗法的注意事项

（1）针灸后不能受凉：为了确保针灸后有良好的效果，患者在针灸之后不能受凉，针灸后的第一天不能碰冷水，避免身体被寒湿邪气入侵。针灸之后还要注意避风，特别是不能吹空调冷风。

（2）应对症施治：针灸对于治疗某些疾病确实有很好的疗效，但它并不是万能的治疗方法，特别是对于一些急重病的治疗，应根据患者的情况采用综合治疗方法，更有利于病情的恢复。

（3）注意饮食：在针灸之后，饮食上也要特别注意，增加营养，避免吃辛辣刺激性食品以及牛羊肉等。注意休息，患处不能用凉水洗，应用温水，在洗后及时用毛巾擦干。

（4）针灸后的副作用：在针灸治疗后，有些患者的局部可出现酸麻胀痛等的感觉，这是正常的调理反应，一些体质较弱、经络不通的患者感觉更加明显；这些不适症状一般可持续 1~3 天，一些患者也可能出现轻度的红肿、青紫或结节，一周左右可自行缓解。

五、综合性中医针灸疗法的适应证

综合性中医针灸疗法，是集诊断、治疗于一体的疗法；所以对许多疾病都有很好的疗效。通过几代人的临床诊疗经验，总结出了综合性中医针灸疗法的临床适应证：

（1）神经及精神系统疾病：中风、偏头痛、三叉神经痛、坐骨神经痛、周围性面神经麻痹、神经衰弱、癔症、癫痫、肋间神经痛、精神分裂症、外伤性截瘫、臂丛神经痛、外周性神经损伤、头痛。

（2）呼吸系统疾病：支气管哮喘、急慢性支气管炎、上呼吸道感染、急性扁桃体炎。

（3）消化系统疾病：胃下垂、消化性溃疡、腹泻、急慢性胃炎、胆囊炎、胰腺炎、神经性呕吐、便秘、胃肠神经官能症、膈肌痉挛、胃酸过多症、急性肠胃炎、慢性肠炎、贲门痉挛、细菌性痢疾。

（4）妇科疾病：痛经、闭经、月经失调、功能性子宫出血、子宫脱垂、子宫肌瘤、不孕症、盆腔炎及妇科其他炎症。

（5）循环系统疾病：高血压、冠心病、心绞痛、心律失常、心脏神经官能症。

（6）皮肤科疾病：荨麻疹、带状疱疹、神经性皮炎。

（7）内分泌系统疾病：单纯性甲状腺肿大、糖尿病、甲状腺功能亢进。

（8）骨关节和肌肉结缔组织疾病：颈椎病、类风湿性关节炎、肩关节周围炎、腰痛、风湿性关节炎、骨性关节炎、急性腰扭伤。

（9）五官科疾病：面瘫、面肌痉挛、近视、慢性鼻炎、咽炎、结膜炎、鼻出血、牙痛、神经性耳聋、神经性耳鸣、耳源性眩晕、视神经萎缩。

（10）泌尿生殖系统疾病：阳痿、早泄、膀胱炎、前列腺炎、前列腺增生、慢性肾炎、肾结石、早期肾衰。

（11）儿科疾病：小儿胃肠疾病、小儿脑瘫、小儿发育不良（语迟）、小儿遗尿病、脊髓灰质炎后遗症。

（12）外科疾病：胆石症、肠梗阻。

（13）中西药物久治不愈的许多慢性病、疑难病、肿瘤及各类癌症，如肝癌、肺癌、胃癌、乳腺癌、肠癌等各类癌症术后、放化疗引起的不良症状均有意想不到的疗效；所起到的治疗作用相当于普通针灸数十倍的功效，其中对某些肿瘤、疑难病具有立竿见影之效。

第四章　5维全息疗法

"5维全息疗法"是以中医为基础，依据全息理论结合针灸疗法、火龙疗法、透皮给药疗法、刮痧疗法、子午流注疗法，进行多维、全方位的综合调理补益，从而激活人体细胞活性，调节神经、内脏平衡，疏通经络，活血化瘀，祛腐生新，对机体无毒副作用，并可修复增强身体免疫系统，恢复身体健康。

"5维全息疗法"弥补了传统单一疗法治标而治本不足的缺陷，全面系统治疗追求根本。"5维全息疗法"不仅注重近期效果，更加注重远期疗效。通过数千名患者的临床实践，充分证明了"5维全息疗法"对颈椎病、肩周炎、腰椎间盘脱出症、椎管狭窄、四肢麻木、强直性脊椎炎、风湿性关节炎、乳腺增生、子宫肌瘤、急慢性胃炎、肠炎、面瘫及风、寒、湿、痰、瘀引起的各种疼痛及软组织损伤，疗效显著，同时结合直肠黏膜给药无痛苦，治疗阳痿、早泄、血尿、尿频、尿浊、尿不尽、尿线细、尿淋漓、前列腺炎、前列腺增生、前列腺肥大，治疗效果立竿见影。

一、理论体系

"5维全息疗法"是由王敏医师经多年临床总结，博采众家所长，集国内的中西医学之精粹，并不断整合，创新优化，形成的一套标本兼治的综合性特色疗法。

（1）1维针灸疗法：在距今约50万年前的远古时代，我们的祖先已经在生产劳动的同时，在长期与自然灾害、猛兽、疾病做斗争的过程中开始保健医疗活动，主要反映在通过改善衣、食、住的条件以及保障健康上，其中与火的发现和利用关系尤为密切。随着生产力不断提高，在生产工具不断改进的基础上，使用了最早的医疗器械，如砭石等。"热而熨之"渐发展为灸法，"砭而刺之"渐发展为针法，同时也从饮食的经验中逐渐发展了药物疗法。灸法产生于火的发现和使用之后。在用火的过程中，人们发现身体某部位的病痛经火的烧灼、烘烤而得以缓解或解除，继而学会用兽皮或树皮包裹烧热的石块、沙土进行局部热熨，逐步发展为以点燃树枝或干草烘烤来治疗疾病。经过长期的摸索，选择了易燃而具有温通经脉作用的艾作为灸治的主要材料，置于体表某些部位点燃施灸，从而使灸法亦和针刺一样，成为防病治病的重要方法。

（2）2维火龙疗法：火龙疗法是以中医经络学说和现代生物全息理论做指导，集预防、保健、诊断、治疗于一体的自然透皮给药疗法。用特制的工具、特制的药物通过火的性质，达到疏通经络、温经散寒、调整脏腑、活化细胞、排毒解毒、改善微循环的作用，恢复和提高人体自身抗病能力，增强体质，此疗法广泛适用于各种常见病的防治。火龙疗法是我国传统医学的一种自然疗法，现代医学认为此疗法为透皮给药疗法，它运用火性炎上、善行数变、化积破坚、威猛迅不可挡之势，通过特定药物，利用火性透过皮肤使药物功效加倍以达到温经散寒、通达内外脏腑表里、疏通经络致使气血流通之功效，助阳化阴，使阴阳平衡，通则不痛，通则病除。此疗法是一种既简单又深奥，既可广泛应用又很精尖的治疗方法，其疗效显著可靠独特。

（3）3维透皮给药疗法：皮肤是人体最大的组织，面积 1.5~2 平方米，是人体最大的代谢器官。皮肤内有毛囊、汗腺等组织，为一身之表，具有防御外邪、排泄汗液、调节体温、辅助呼吸的作用。中药透皮给药属于中医外治法，是运用各种不同的方法将药物施于皮肤、孔窍、腧穴等部位，以发挥其疏通经络、调和气血、解毒化瘀、扶正祛邪等作用，使失去平衡的脏腑阴阳得以重新调整和改善，从而促进身体功能的恢复，达到治病的目的。中医学的中医外治疗法，强调的是经络腧穴给药，其传统的经络学说是中药透皮治疗的重要理论基础。中医经络学说认为，经络是人体组织结构的重要组成部分，是人体气血运行的通路，是人体沟通表里上下、联系周身内外的一个独特的传导系统。将中药贴敷在腧穴上通过药物对腧穴的刺激和传导，使中药发挥治疗相关脏腑疾病的作用，并且通过经络腧穴的吸收过程所产生的整体效应和经络腧穴对药物刺激做出的较强反应将药物作用放大。虽然药物外治与内治方法不同，用药途径各异，但均以中医的整体观念及辨证论治理论为指导，针对疾病的本质遣方用药。药物经过皮肤吸收在中医外治法中，占有相当大的比重，除了贴敷法外，还包括熨、涂、搽、擦、蒸、洗浴、粉扑等法，皆为药物通过皮肤吸收而发挥治疗作用。

透皮给药疗法的优点：药物可直接到达病变部位，比之口服，无消化系统对药效的破坏和溶解作用，对人体无刺激和毒副作用，以少量的药物可发挥最大的药效，直接、快速，药量小、疗效大、无任何痛苦。

（4）4维刮痧疗法：刮痧疗法历史悠久，源远流长。刮痧使体内的痧毒，即体内的病理产物得以外排，从而达到治愈痧证的目的。因很多病症刮拭过的皮肤表面会出现红色、紫红色或暗青色的类似"痧"样的斑点，人们于是将这种疗法称为"刮痧疗法"。

民间刮痧法没有明确的理论指导选取刮拭部位，基本上采取哪疼刮哪的"阿是"穴取穴方法，主要用于治疗感冒、发热、中暑、急性胃肠炎、其他传染性疾病和感染性疾病的初起，肩、背、臂肘、腿膝疼痛等一类病症。刮痧法作为一种简便易行的外治法，以其有立竿见影的疗效，既在民间流传不衰，也被医家广泛重视。

现代刮痧疗法以中医脏腑经络学说为理论指导，博采针灸、按摩、点穴、拔罐等中医非药物疗法之所长，所用工具是水牛角为材料制成的刮痧板，对人体具有活血化瘀、调整阴阳或舒筋通络、排除毒素等作用，是既可保健又可治疗的一种自然疗法。

（5）5维子午流注疗法：子午流注疗法，是针灸于辨证循经外，按时取穴之一种操作规程方法。它的含义，就是说人身之气血流出流入皆有定时。血气应时而至为盛，血气过时而去为衰，逢时而开，过时为阖，泄则乘其盛，即经所谓刺实者刺其来。补者随其去，即所谓刺虚者刺其去，刺其来迎而夺之，刺其去随而济之，按照这个原则取穴，以期取得其更好的疗效，这就叫子午流注疗法。

人体的健康，受节气变化、地理环境，以至时间运转的影响。每日的十二个时辰（每2小时为一时辰）与人体的十二条经络息息相关，而经络又与人体的五脏六腑相配。

根据子午流注的定律，如果经常在某时辰感到某脏腑不适，可能是该脏腑受病邪入侵，或较虚弱所致。不过，由于脏腑互相影响，问题可能出于其他脏腑。

子午流注是我国古代中医圣贤揭示出来的一种规律：因太阳与地球位置

的变化，其引力使人体的 12 条经脉在 12 个不同的时辰有兴有衰。

子时（23 点至 1 点）：胆经最旺。中医理论认为："肝之余气，泄于胆，聚而成精。胆为中正之官，五脏六腑取决于胆。气以壮胆，邪不能侵。胆气虚则怯，气短，谋虑而不能决断。"由此可见胆的重要性。有些人随便切掉胆是轻率的表现。胆汁需要新陈代谢。人在子时前入眠，胆方能完成代谢。"胆有多清，脑有多清"。凡在子时前 1~2 小时入睡者，晨醒后头脑清晰、气色红润。反之，经常子时前不入睡者，则气色青白，特别是胆汁无法正常新陈代谢而变浓结晶，犹如海水中水分蒸发后盐分浓而晒成盐一般，形成结石一类病症，其中一部分人还会因此而"胆怯"。

丑时（1 点至 3 点）：肝经最旺。肝藏血。人的思维和行动要靠肝血的支持，废旧的血液需要淘汰，新鲜血液需要产生，这种代谢通常在肝经最旺的丑时完成。中医理论认为："人卧则血归于肝。"如果丑时前未入睡者，面色青灰，情志倦怠而躁，易生肝病。

寅时（3 点至 5 点）：肺经最旺。"肺朝百脉"。肝在丑时把血液推陈出新之后，将新鲜血液提供给肺，通过肺送往全身。所以，人在清晨面色红润，精力充沛。

卯时（5 点至 7 点）：大肠经最旺。"肺与大肠相表里"。肺将充足的新鲜血液布满全身，紧接着促进大肠经进入兴奋状态，完成吸收食物中水分与营养、排出渣滓的过程。

辰时（7 点至 9 点）：胃经最旺。人在 7 点吃早饭最容易消化，如果胃火过盛，会出现嘴唇干裂或生疮。

巳时（9 点至 11 点）：脾经最旺。"脾主运化，脾统血"。脾是消化、吸收、排泄的总调度，又是人体血液的统领。"脾开窍于口，其华在唇"。脾的功能好，消化吸收好，血的质量好，嘴唇才是红润的。唇白标志血气不足，唇暗、唇紫标志寒入脾经。

午时（11 点至 13 点）：心经最旺。"心主神明，开窍于舌，其华在面"。心气推动血液运行，养神、养气、养筋。人在午时能睡片刻，对于养心大有好处，可使下午乃至晚上精力充沛。

未时（13 点至 15 点）：小肠经最旺。小肠分清浊，把水液归于膀胱，糟粕送入大肠，精华上输送于脾。小肠经在未时对人一天的营养进行调整。

申时（15点至17点）：膀胱经最旺。膀胱贮藏水液和津液，水液排出体外，津液循环在体内。若膀胱有热可致膀胱咳，且咳而遗尿。

酉时（17点至19点）：肾经最旺。"肾藏生殖之精和五脏六腑之精。肾为先天之根"。人体经过申时泻火排毒，肾在酉时进入贮藏精华的阶段。

戌时（19点至21点）：心包经最旺。"心包为心之外膜，附有脉络，气血通行之道。邪不能容，容之心伤"。心包是心的保护组织，又是气血通道。心包经戌时兴旺，可清除心脏周围外邪，使心脏处于完好状态。

亥时（21点至23点）：三焦经是六腑中最大的腑，具有主持诸气、疏通水道的作用。亥时三焦通百脉。人如果在亥时睡眠，百脉可休养生息，对身体十分有益。

通过上面讲解每日12个时辰与人体12条经脉的关系可以看出，人是大自然的组成部分，人的生活习惯应该符合自然规律。把人的脏腑在12个时辰中的兴衰联系起来看，则是环环相扣，十分有序：

子时（23点至1点）胆经旺，胆汁推陈出新；

丑时（1点至3点）肝经旺，肝血推陈出新；

寅时（3点至5点）肺经旺，将肝贮藏的新鲜血液输送于百脉，迎接新的一天的到来。

卯时（5点至7点）大肠经旺，有利于排泄；

辰时（7点至9点）胃经旺，有利于消化；

巳时（9点至11点）脾经旺，有利于吸收营养、生血；

午时（11点至13点）心经旺，有利于周身血液循环，心火生胃土，有利于消化；

未时（13点至15点）小肠经旺，有利于吸收营养；

申时（15点至17点）膀胱经旺，有利于泻掉小肠下注的水液及周身的"火气"；

酉时（17点至19点）肾经旺，有利于贮藏一日的脏腑之精华；

戌时（19点至21点）心包经旺，清理心脏周围的病邪，以利人进入睡眠，百脉休养生息；

亥时（21点至23点）三焦通百脉，人应该进入睡眠，百脉休养生息。

从亥时（21点）开始到寅时（5点）结束，是人体细胞休养生息、推陈出新的时间，也是人随地球旋转到背向太阳的一面，阴主静，是人睡眠的良辰，此时休息，才会有良好的身体和精神状态。这和睡觉多的婴儿长得胖、长得快，而爱闹觉的孩子发育不良是一样的道理。

植物白天吸取阳光的能量，夜里生长，所以夜晚在农村的庄稼地里可听到拔节的声音。人类和植物同属于生物，细胞分裂的时间段大致相同，错过夜里睡觉的良辰，细胞的新生远赶不上消亡，人就会过早地衰老或者患病。人要顺其自然，就应跟着太阳走，即天醒我醒，天睡我睡。人在太阳面前小如微尘，"与太阳对着干"是愚蠢的选择，迟早会被太阳巨大的引力摧垮。

二、"5维全息疗法"能治疗的疾病

（1）内科病：感受外邪引起的感冒发热、头痛、咳嗽、呕吐、腹泻、急慢性支气管炎、心脑血管疾病、中风后遗症、前列腺炎、前列腺肥大、泌尿系感染、阳痿、急慢性胃炎、肠炎、便秘、腹泻、水肿、各种神经痛、脏腑痉挛性疼痛等，如神经性头痛、血管性头痛、三叉神经痛、胆绞痛、胃肠痉挛，和失眠、多梦、神经官能症等各种病症，包括一些疑难杂症均可用"5维全息疗法"治疗。

（2）外科病：以疼痛为主要症状的各种外科病症，如急性扭伤，感受风寒湿邪导致各种软组织疼痛，各种骨关节疾病，坐骨神经痛，肩周炎，落枕，慢性腰痛，风湿性关节炎，类风湿性关节炎，颈椎、腰椎、膝关节骨质增生等病症。

（3）五官科病：面瘫、面肌痉挛、面瘫后遗症、牙痛、鼻炎、鼻窦炎、耳聋、耳鸣等病症。

（4）妇科病：痛经、闭经、月经不调、乳腺增生、子宫肌瘤、产后病等多种妇科病。

（5）保健：预防疾病、病后恢复、强身健体、美容等。

三、"5维全息疗法"的禁忌证

（1）有出血倾向的疾病，如血小板减少症、白血病、过敏性紫癜等宜用

补法或平补法，如出血倾向严重者应暂不用此法。

（2）发生骨折患部禁用，需待骨折愈合后方可在患部治疗。外科手术应在 2 个月以后方可局部治疗，恶性肿瘤患者手术后，局部疤痕处慎用。

（3）原因不明的肿块及恶性肿瘤部位禁用，可在肿瘤部位周围进行治疗。

（4）妇女经期下腹部慎用，妊娠期下腹部禁用。

（5）未成年男孩阴部禁用。

四、"5 维全息疗法" 注意事项

（1）治疗时应避风和注意保暖。

（2）每次只治疗一种病症。

（3）不可片面追求效果。

（4）治疗后饮热水 1 杯以补充消耗的水分，还能促进新陈代谢，加速代谢产物的排泄。

（5）洗浴的时间：治疗后 2 小时左右方可洗浴。

五、"5 维全息疗法" 的优势

（1）非药物疗法，无副作用。

（2）疗效显著、立竿见影。

（3）畅达气血，延缓衰老。

（4）清洁经络、防微杜渐。

（5）全面调节、巩固疗效。

六、临床应用观察

（1）一般资料：本组患者 463 人，男 311 人，女 152 人。最大年龄 72 岁，最小年龄 18 岁；病程最长 12 年，最短 3 个月。病变部位：肺癌、肝癌、胃癌、乳腺癌、前列腺炎、前列腺增生、前列腺肥大 、前列腺癌 192 人；颈椎病、腰椎病 181 人；其他 90 人。全部病例均经 B 超、X 线片、CT 明确诊断。

（2）本组患者均用"5维全息疗法"，治疗463例患者结果见下表。

项目	痊愈	显效	有效	无效	总有效
例数	268	128	38	29	434
比例	57.88%	27.65%	8.21%	6.26%	93.74%

七、全息理论

20世纪40年代物理学家盖柏用一个参考波与信息载波相干，在底片上获得了能再现信息的振幅和相位两个物理量的干涉图像，这一发现经过理论研究和深入反复的实验，形成了一门崭新的技术——全息术，很快被应用到X线立体显微技术，全息照相、激光储存等方面，以激光全息为例，其最大特点是这种激光全息照相的底片被打成多少碎片，每个碎片仍能呈现出整个物体的影像，换言之，也就是说在每个碎片上仍保留着整体物像的全部信息。进入20世纪80年代以来这一现象引起了生物和医学家们的重视。当他们以全息的观点来重新审视那早已熟知的生物界与人体奥秘时，惊奇地发现已进化了若干万年的人体中也早已蕴藏着这种特性，特别是传统的中国医学对人体的这种固有特性早已用两千年前的语言进行了详细地概括并成为中医理论中的核心成分，这也就是全息医学所以称为中医新分支学科的原因。也就是说全息医学的胚胎早已在传统中医中孕育了数千年，进化了数以万年计的人类躯体亦符合其他物质发展变化的规律，全息现象虽然20世纪才被人们发现，但在人体中却早已蕴藏而且数千年前人们已经自发地发现和运用了这种内在关系以阐明人体的生理病理变化并应用于临床为人类健康和繁衍做出了贡献。

第五章　三体一康论

　　生命是非常宝贵的，它属于我们只有一次。宇宙中有生命的物种有三种，即动物、植物和微生物，人类是高级动物。人的生命是怎样起源的呢？蛋白质的生成奠定了生命的基础，生命是由细胞组成的，每个细胞在生长过程中都需要一分为二，成年人的体内有数十亿万个细胞，人体在一秒钟内约有四百万个细胞产生，同时也将会有上百万个细胞死亡。生物为了生存必须进行一定的过程，能量是这个过程所必要的，通常这些能量从食物中获得，生物有了可利用的能量就能完成它的活动。这些活动也称之为生命过程，这个过程基本上发生在细胞中。生命是靠繁殖延续下来的，对于一个物种来说遗传起到了重要作用。遗传将有代表特征的信号——基因，由生殖细胞带到子代去了，子代的每个细胞都带有这种"信号"，因此，子代也就表现出亲代的某些特性，这种"信号"叫作基因。

　　基因存在于细胞核内的长链分子脱氧核糖核酸（DNA）上，基因带有遗传信息，需要由染色体来负载。染色体上有很多基因，而上代所传递的遗传信息是运载于生殖细胞核中的染色体上的。基因是 DNA 分子的一个片段，带有遗传信息，可以准确复制，也可突变，经过转录翻译控制着蛋白的合成。其实是 DNA 利用细胞内的原材料和酶的帮助，自己仿照自己复制同样的DNA，这就是生命，基因决定生命特性。

　　概括地说，人的生命是由两部分组成的：先天禀赋于父母，后天靠水谷之精微来养护，生、长、壮、老、已是生命的整个过程。实际上当生命刚刚出现，便开始向死亡过渡。这是一个永恒的规律，也是世界上公正的、对于各种物种都适用的规律。

一、寿命

　　"长命百岁""健康长寿""延年益寿"是人们共同的心愿。从古至今为了达到长生不老的目的，人们苦苦地追寻着、探索着，那么人的寿命究竟应该有多长呢？科学家是这样阐述的。

（1）细胞学说：人体是由细胞组成的，细胞总是一分为二，不断地完成这一过程。细胞分裂次数越多，人体寿命就会越长。但细胞分裂不是永无止境的，正常情况下细胞分裂 40～60 次就会终止。美国学者海弗利克（Hayflic）用人肺的成纤维细胞体外培养进行细胞分裂实验，结果细胞分裂 50 次以后便停止而死亡。同时实验还观察到每一次分裂的周期为 2～4 年的时间。那么我们按每个成纤维细胞平均分裂 50 次来计算，人的寿命应该是 120 年。

（2）生长期学说：动物的自然寿命是以生长期的长短来推算的，一般规律，寿命是生长期的 5～7 倍。例如：狗的生长期为 2 年，其寿命则是 10～15 年；牛的生长期是 4 年，其寿命应是 20～30 年；马的生长期为 5 年，其寿命应是 30～40 年；骆驼的生长期为 8 年，其寿命应该是 40 年。而人的生长期为 20～25 年，那么人的自然寿命应该是 100～175 年。

（3）性成熟学说《黄帝内经》曰："女子二七天癸至，任脉通，太冲脉盛，月事以时下，故有子。""男子二八肾气盛，天癸至，精气溢泄……"可见人的性成熟应在 14～16 岁。人的自然年龄应是性成熟期的 8～10 倍，那么人的自然寿命应该是 120～160 岁。

（4）胚胎内外学说：俄罗斯著名生物学家弗拉基米尔·沃尔科夫教授认为，人的发育周期其实就是两个对立面胎内期和胎外期的统一与斗争，胎内期一般是 280 个昼夜，所谓的提前和延后也差不了几天；胎外期，是生命活动期的这个阶段，根据对立统一的法则，统一的对立面都在竭力争取平等，仅仅因为这个道理，人的生命应该是 280 岁，不能再少，胚胎内的一天应等于胚胎外的一年。

无论哪种学说，都不难看出人的生命最短也应在 120 岁或 160 岁左右，绝不止于 100 岁。科学家们认为老年应该从 100 岁开始，但是据世界卫生组织统计人的平均寿命在 60～70 岁，日本人平均寿命在 74 岁，可算是一个长寿的国家。所以，理论上人的寿命与现实中人的寿命相差很远，从中不难看出人们大多没有走完自己的生命历程。

二、健康

健康应具有三大要素：身体、心理、社会能力，如果这三方面都没有问题，都符合标准，那才是真正的健康。

1. 身体健康

（1）从医学科学的角度看，身体健康首先要具备标准的体格指数，五官端正。

（2）心、肝、脾、肺、肾等各个脏器及各个系统的功能要正常，五官的功能，视、听、声音等功能必须正常。

（3）步态稳健，肢体运动灵活。

（4）生理功能存在，病理现象未发生，也就是说没有任何疾病。

2. 心理健康

（1）充分的安全感。

（2）对自己有自知之明，对自己的能力有恰如其分的评价，能保持良好和适度的个性，能在身体允许的范围内做出适度的个性发挥。

（3）生活目标切合实际，能现实地对待和处理周围所发生的问题，能与周围环境保持良好的接触，并能经常保持兴趣。

（4）能保持自己人格的完整与和谐，胸襟豁达与控制适度。

（5）具有从经验中学习的能力。

（6）能在社会规范之内对个人要求做出恰如其分的反应。

注：心理不健康会产生很多疾病，是药物所不能及的。必须靠思想教育、心理疏通才能调治好，有时心理疾病更危害人的健康。

3. 社会能力

（1）有良好的社会适应能力。

（2）有良好的社会交往能力。

（3）有适度的人际交往关系。

（4）有高尚的道德水准。

三、三体一康论

从我们的理念来看，所谓的健康，应该是肉体上、情体上、灵体上三方面都健康，才能完成整个生命历程，创造美好的人生价值，我们将其称为"三体一康论"。

（1）肉体：就是人的肌体、身体。肉体没有疾病应该是望之神采奕奕，精神焕发，面色华润，形体端庄匀称；听之语言准确，声音清晰、洪亮；动态矫健有力灵活，神、色、形、态均符合标准，经络通畅、阴阳平衡，五脏六腑、五官九窍均未有疾病，各种功能正常。

怎样才能使肉体健康？我们提倡预防为主的观点，防患于未然，有了疾病尽早发现、尽快治疗；加强保健、均衡营养、增加免疫力；要有充足的睡眠、劳逸结合，一张一弛才是文武之道；坚持锻炼，提高身体素质，例如换手操作、退着走、倒立、后踢腿、适当爬行、五禽戏等对人类的健康都是有益处的。

根据天人相应的理论，我们必须掌握自然界的变化规律、顺应自然界运动变化来进行养护和调摄，与天地阴阳保持协调与平衡，这样才有益于身心健康。

人的本身是一个小宇宙，我们也必须维持内在环境的阴阳平衡。大家都知道一年有四季，四季有二十四节气，而一天有 24 小时，人体有十二条经络，经络内联五脏六腑，外联五官九窍，不同经络在不同时间内的作用不同，这就是子午流注理论。

（2）情体：是指人的精神和情绪，包括现代医学的心理素质。人有爱情、亲情和友情，这三情缺一不可，也不可互相替代，这是人的正常情感，也是人生过程中不可缺无的，这三情要正常。人有七情六欲，七情是指喜、怒、忧、思、悲、恐、惊等七种情绪，六欲是指食欲、财欲、官欲、色欲、贪欲、表现欲、占有欲等很多欲望。七情六欲也是正常人应该有的，一定要适度。例如：过怒伤肝，肝气郁滞，气滞血瘀，瘀则胸胁疼痛。肝木克脾土，则会出现食少、纳呆、倦怠无力、四肢沉重、大便溏泻等症状。这说明情绪的变化能导致人体的疾病。七情六欲不可太过，不可不及，太过不及均非所宜。

我们主张七情六欲要适度；为人处世要豁达宽容；情绪郁闷时要适度地发泄和自我调解；要善于与人交往和适当地交流；对待事物要培养自己的兴趣，并且要有追求；对人要坦诚，处事要谦虚谨慎，要真心实意重友情讲情意；不要孤芳自赏，要提倡群芳共赏。

（3）灵体：指人的"灵魂"，人的世界观，也就是说人的生存目的。人为什么要活着？人怎么活着？

　　茫茫宇宙浩瀚无比，人类只是宇宙中的一个物种，对于一个人来说，只是几十亿人口中的一员，所以在这个世界中人是很渺小的。但人类有思维、有语言、有智慧，人类用双手能改造世界创造世界，所以人类又是很伟大的。人类已有几千年的文明史，它还将无穷尽地延续下去。在历史的长河中一个人的生命只是一瞬间，这一瞬间来得很不容易，这一瞬间又是非常宝贵的，所以我们应该珍惜自己的生命，应该让生命活得有价值。

　　人生的价值取决于人的世界观。人的世界观是人生中最为重要的，所以我们提倡公而忘私、大公无私的精神，舍小我为大我，要做到忘我无我，平时不以恶小而为之，不以善小而不为。在自身的精神文明修养方面，我们要做到过五关：钱、权、色、舍、得；斩三魔：嫉妒、多疑和虚荣心，这才是一个灵体健康的人。

　　人之初，性本善。我们提倡善心、善良、善待。做事从善心出发，与人善良相处，善待自己周围的人，也要善待自己。

　　我们提倡爱的奉献，对世界要献出一片爱心。要热爱祖国、热爱人类、热爱动物、热爱植物、热爱自然环境、热爱你周围的一切，让世界充满爱，只有奉献爱才能得到爱。

　　我们提倡感激的心态。感谢天给了我们空间，感谢地给了我们立足之地，感谢阳光给了我们温暖，感谢父母给了我们生命，感谢子女给了我们希望，感谢老师给了我们知识，感谢！感谢！感谢我们拥有的一切！只有感谢你才心甘情愿，你才心满意足，你才无怨无悔，你才无所畏惧。

　　肉体是载体，情体是表现，灵体是关键。世界观是人的灵魂，只有具备先天下之忧而忧、后天下之乐而乐的人，只有具备横眉冷对千夫指、俯首甘为孺子牛的精神，只有具备我为人人、大公无私的精神，只有具备无为无不为的精神，只有具备为全人类的生命健康而奋斗的精神，才会成为一位高尚的人，一个脱离低级趣味的人，一个有益于人民的人，一个幸福快乐的人，一个不虚度年华的人，一个最有价值的人，一个不枉生存一生的人。我们要热爱祖国，热爱人民，要爱惜生命，爱护自然，保护环境。愿我们了解生命的精髓，尽展个人魅力，自主人生，活得潇洒，活得灿烂，活得像条龙。人生存于大自然，人要遵循大自然，人要适应大自然，人要回归大自然，人要融于大自然，人要保护大自然，这种人与自然的统一、和谐、完美才是最美好的人生。我们应为肉体、情体、灵体三体结合于一体努力奋斗，用毕生的精力创造完美的人生，这就是我们提倡的三体一康论。人法地，地法天，天法道，道法自然。一切顺其自然，那才是最美好的。

跋　尊重、敬仰医务工作者

　　我一生中敬重的人，有世界伟人和医务工作者。我叫刘祖顺，四川遂宁人，打铁出身，现在经营一个不大不小的汽车零部件企业。在王医生帮助我治疗的过程中，我们由于共同的家国情怀，社会责任感，而成为至交，在王医生新书出版之际，特此感激将我从疾病的痛苦中拯救出来的王医生！在这里我给朋友分享我的治疗经过。

　　2015 年 1 月 30 日由于酒后受凉吹风，导致面瘫，嘴角㖞斜，眉毛一高一低，眼睛歪斜，流泪不止，并且一只眼睛可闭合，一只眼睛闭合不上，当时的痛苦现在想起来都无比恐惧，那段时间我戴帽子，围着围巾，不敢见人，见到客户怕影响企业形象，见到员工怕他们担心，内心痛苦无比。公司办公室的小伙子带着我到处求医，在朋友推荐的定州和重庆中医那里一直扎针灸 66 天，对于遥遥无期治疗的恐惧，和长针入肉，乃至入骨的疼痛，让我无法坚持下去。且我的面瘫没有一点改善，嘴角还是歪的，左眼还是长期流眼泪，我心灰意冷，对工作对生活几乎完全失去了信心，心里不止一次地挣扎，难道我刘祖顺这辈子就戴着帽子戴着围巾偷偷摸摸地做人了吗？幸好这个时候我遇上了我一生的恩人，一生的好友，王敏医生。

　　2015 年 4 月 7 日，由于要贷款签字，我到定州市建设银行，副行长看着我嘴是歪的，询问了我的情况后，说给我介绍一位医生，并当着我的面打电话给对方，对方说治好我的面瘫只需 5 天。我嘴巴上说谢谢，但心里想，吹牛吧！我已扎针灸 66 天都没好，怎么几天就行呢？但是我也不好推脱行长的好意，死马当活马医吧，也就答应了。于是抱着治不好也无所谓的心态，4月 13 上午 11 点到达王敏医生在张家口怀来的医院。王医生看到我一把鼻涕一把泪，他二话不说，也不问我一句话，马上给我扎了几针，不一会儿，鼻涕和眼泪就不流了。在感到惊奇之余，我继续配合扎针灸治面瘫，在 3 天半的时间里，也就是 4 月 16 号下午，王医生叫徒弟拿了一个镜子让我看一下，我一看不得了！嘴不歪了！在以后治疗的过程中他耐心地帮我开导，减轻我的心理压力，使我的心情平静放松配合他的治疗。

在怀来治疗的那几天，还有一件更神奇的事我是亲眼所见，惊叹不止！到了今天都觉得不可思议！一位70多岁姓张的老婆婆，每天吃饭时都是王医生的徒弟挽着她的手臂一小步一小步慢慢地走，在16号晚上一起聚餐时，老婆婆吃了饭，站起来很幽默喊一二一地走起来了！另外是我在南京江宁区的兄弟钱总，他的爱人2014年面瘫，在南京市各大医院扎针灸两年多时间未治好，王医生断断续续地治疗几次也痊愈了。

今年我有请王医生帮我么弟媳妇黄玉琼治疗她多年的大拇指腱鞘炎，给她断断续续扎了6次，也痊愈了！还有很多朋友的疑难杂症，经过王医生的治疗，都好了。

王医生的妙手、让我们回到正常的生活，他精湛的医术，真诚善良以及敬业精神，深深地打动着我的心灵，对此我深感庆幸也衷心地感谢王医生，感情溢于言表。同时也感慨祖国医学的博大精深，中华医者的医品医德之高尚，它值得我们承传和弘扬。病痛的折磨，使我认识了王敏医生，现在我们还是很好的朋友，我很珍惜这种缘分！

四川省遂宁市顺达机械有限公司

刘祖顺

2021 年 3 月 17 日

编后语

　　自《董氏奇穴精要整理》《董氏奇穴精要整理挂图》《便携式董氏奇穴、经穴对照挂图》《中华董氏奇穴临床整理》《董氏奇穴按摩刮痧法》《中国针术—董氏奇穴秘要整理》《董氏奇穴医案整理》《董氏奇穴精要整理第2版》出版后，深得广大读者的支持和厚爱，笔者每天都会接到很多中医爱好者、针灸爱好者、董针爱好者和董针弘扬者的电话。应广大读者的要求，笔者为了更好地弘扬董氏奇穴，为了让读者及中医爱好者更好地理解、学习和使用董氏奇穴，使董氏奇穴人人会用、更好地服务于人类的健康，笔者再次编写了《董氏奇穴肿瘤治疗秘验》，还望广大读者再次给予支持并指出不足，笔者诚挚地说声谢谢，谢谢你们对中医的支持，谢谢你们为弘扬董氏奇穴所做出的贡献。谢谢！

　　本书得以出版，还要感谢世界针联主席刘保延；中国针灸学会会长李维衡；中华人民共和国公安部中央警卫局李书琪；中华人民共和国全国人大张香连；中华人民共和国国务院办公厅行政司王胜利；河北省定州市政协主席、市长、作家协会名誉主席陈业鹏；山东省青州市云门酒业（集团）有限公司董事长汲英民；北京云萃健康科技发展有限公司董事长崔玉美；河北省保定市万粮稻谷加工有限公司董事长王洪晶；河北定州市缘恩健康管理有限公司董事长韩建厂（企业家）；河北定州市百城商贸有限公司董事长杨立强、杨占立；河北省定州市宏远机械有限公司董事长刘祖顺；河北唐山市八马茶业董事长郑水峰；河北省著名武术家王磊；国际亚健康协会、中国老年保健协会会长李深；北京玉林医院院长国务院津贴专家史玉林教授。感谢董氏奇穴传人赖金雄老师、杨维杰老师、胡文智老师、胡丙权老师、邱雅昌老师、郑全雄老师、胡光老师为笔者提供董氏奇穴的珍贵资料及对笔者的帮助。感谢"5维全息疗法"弘扬人：史大程、史大鹏、周凯华、孟燕、李玉梅、刘俊、张瑞、刘彩玲、孙相国、孙国兰、吴春良、张凤英、李荣用、张邀、陈叔俊、李善海、杨小华、王亚雄、李俊英。感谢多年来支持帮助我的良师益友；杨宏生、李永泽、李少山、赫连玉龙、王平、王怀民、王静、马会敏、王凯、崔勇、张奋永、吴松、邓德凯、吴幸强、张建国、蓝世敏、杨炜烽、马琴、詹晓涛、曹立杰、梁亚辉、冯建恒、贾亮军、王占成、张宏、曾永平、朱龙、高存德、马来福、张延杰、沈广明、耿得联、陈先庆、李明旭、孟志安、李贤明、张宏亮、张自雷、刘维亮、李海燕、戴玮、李军、著名画家许元庆、王子庐及提供董氏奇穴素材的所有老师；本书如有不足之处还望业内人士指正。谢谢！

作者电话：13717956948（请发短信）QQ：30812333

邮箱：13717956948@139.com

地址：北京市朝阳区建国路临60号王敏工作室

预约电话：17319104141

北京扶正肿瘤医院预约电话：010-52131386

宁波京太堂预约电话：13738462524 李善海。

河北省定州市环城医院预约电话：0312-2350999 贾凯。

参考文献

［1］杨维杰. 董氏奇穴针灸学［M］. 北京：中医古籍出版社，2002.

［2］刘公望. 现代针灸全书［M］. 北京：华夏出版社，1998.

［3］王启才. 王启才新针灸学［M］. 北京：中医古籍出版社，2008.

［4］石学敏. 针灸治疗学［M］. 上海：上海科学技术出版社，1998.

［5］王冰. 黄帝内经［M］. 北京：中医古籍出版社，2003.

［6］杨继洲. 针灸大成［M］. 北京：人民卫生出版社，2006.

［7］王敏. 董氏奇穴精要整理［M］. 沈阳：辽宁科学技术出版社，2011.

［8］王敏. 董氏奇穴精要整理挂图［M］. 沈阳：辽宁科学技术出版社，2012.

［9］王敏. 便携式董氏奇穴、经穴对照挂图［M］. 沈阳：辽宁科学技术出版社，2012.

［10］王敏. 中华董氏奇穴临床整理［M］. 沈阳：辽宁科学技术出版社，2012.

［11］张秀勤. 全息经络刮痧法［M］. 北京：北京科学技术出版社，2008.

［12］王敏，中国针术—董氏奇穴秘要整理［M］. 沈阳：辽宁科学技术出版社，2016.

［13］王敏，董氏奇穴精要整理［M］. 2版. 沈阳：辽宁科学技术出版社，2020.

［14］王敏，董氏奇穴医案整理［M］. 沈阳：辽宁科学技术出版社，2020.